T0130157

Symptome als Wegweiser

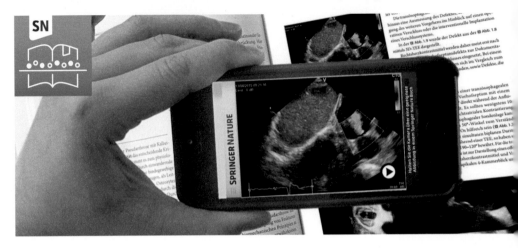
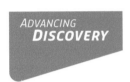

Martina Kahl-Scholz

Symptome als Wegweiser

Woher kommen Kopfweh,
Schwindel, Zuckungen?

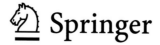 Springer

Martina Kahl-Scholz
Münster, Deutschland

Die Online-Version des Buches enthält digitales Zusatzmaterial, das durch ein Play-Symbol gekennzeichnet ist. Die Dateien können von Lesern des gedruckten Buches mittels der kostenlosen Springer Nature „More Media" App angesehen werden. Die App ist in den relevanten App-Stores erhältlich und ermöglicht es, das entsprechend gekennzeichnete Zusatzmaterial mit einem mobilen Endgerät zu öffnen.

ISBN 978-3-662-59295-3   ISBN 978-3-662-59296-0   (eBook)
https://doi.org/10.1007/978-3-662-59296-0

Die Deutsche Nationalbibliothek verzeichnet diese Publikation in der Deutschen Nationalbibliografie; detaillierte bibliografische Daten sind im Internet über http://dnb.d-nb.de abrufbar.

Springer

Umschlaggestaltung: © deblik Berlin

Springer ist ein Imprint der eingetragenen Gesellschaft Springer-Verlag GmbH, DE und ist ein Teil von Springer Nature.
Die Anschrift der Gesellschaft ist: Heidelberger Platz 3, 14197 Berlin, Germany

Vorwort

Symptome, Beschwerden, Alltagszipperlein – es gibt viele Begriffe für das, was unser Körper uns als kleine Botschaft darüber zuschickt, wie es ihm geht oder was gerade nicht geht, weil es zu viel wird.

Nicht selten lösen diese Botschaften in uns Angst aus – weil wir sie nicht verstehen, nicht dechiffrieren können, und weil wir es vielleicht nicht gewohnt sind, dass unser Körper uns Grenzen aufzeigt. Ich kenne es noch gut aus der Zeit vor meinem Medizinstudium, wie es ist, wenn es plötzlich und ominös zuckt, zittert oder schmerzt, man aber nicht einzuordnen vermag, was das bedeuten könnte. Von „Ach egal, einfach ignorieren!" bis hin zu „Oh Gott, oh Gott, oh Gott, muss ich jetzt sterben?" gibt es eine breite Range an Gedanken, die einem da durch den Kopf flitzen. Und genau aus dieser Erfahrung heraus kam die Idee zu diesem Buch.

Häufig nehmen wir unseren Körper auch erst dann wirklich wahr, wenn er nicht das tut, was wir denken, was er selbstverständlich tun müsste. Schmerzen, Zuckungen, Verhärtungen, Schwellungen, Steifigkeit und vieles mehr gehören nicht ins Standardprogramm und können für Verärgerung (weil es nicht läuft wie geschmiert, obwohl es doch gerade jetzt laufen muss) oder Angst (Was, wenn es etwas wirklich Ernstes wäre?) sorgen.

Die folgenden Seiten sollen Ihnen helfen, ein bisschen besser zu verstehen, wie Ihr Körper – ein wahres Wunderwerk – funktioniert, was sich hinter dem ein oder anderen Alltagszipperlein verbergen mag und wer ein guter Ansprechpartner wäre, um bei Bedarf vielleicht doch einmal ein fachmännisches Auge darauf werfen zu lassen. „Weggucken" hilft in der Regel nämlich wenig – ernst- und annehmen meistens eher schon.

Bei der Wahl der Symptome habe ich versucht, all jene aufzugreifen, die vermutlich jeder schon einmal auf die ein oder andere Weise kennengelernt hat und die sich mittlerweile im Rahmen von Volkskrankheiten einen Platz auf dem Siegertreppchen erkämpft haben.

Bei der Auswahl der Erklärungen, um was es sich bei X, Y und Z handeln könnte, habe ich mich hingegen auf die Ursachen beschränkt, die zunächst am wahrscheinlichsten wären – und das sind – Gottseidank – selten die schwerwiegenden. Wie es in der Medizin so schön heißt: „Häufiges ist häufig, Seltenes ist selten" – meistens ist es eben doch eher das alltägliche Gebrechen als die schlimmste denkbare Erkrankung, die uns zu schaffen macht. Das heißt nicht, dass es das Seltene nicht gibt! Daher gilt für jede Beschwerde: Beschäftigt sie Sie gedanklich sehr, hält sie an oder wird sie schlimmer, ist ein Arztbesuch in jedem Fall sinnreich.

Ich möchte mich ganz herzlich bei allem Mitarbeitern des Springer-Verlages bedanken, die an der Entstehung dieses Buches mitgewirkt haben. Vor allem gilt mein Dank aber Frau Ströhla, die nicht zum ersten Mal eine Buchidee von mir von Anfang an begleitet und ihre Umsetzung ermöglicht hat.

Aus aktuellem Anlass möchte ich gerne noch ein paar Sätze zu der derzeitigen Situation verlieren: In einer Zeit, die vom allgegenwärtigen Wort „Pandemie" überspannt ist, und in der jeder seinen eigenen Körper akribisch und argwöhnisch auf Symptome scannt, ist es umso wichtiger, sich selbst bzw. den eigenen Körper nicht als Feind oder unfertiges Konstrukt zu sehen und leichte Symptome zunächst mit einer gewissen Ruhe zur Kenntnis zu nehmen (Kap. 9, Halsschmerzen). Ich meine damit ausdrücklich nicht, „auf die leichte Schulter zu nehmen", aber ich meine damit ausdrücklich, dass nicht jedes Symptom der oberen Atemwege gleichbedeutend mit dem Schlimmsten sein muss. Bei der Abwägung kann im Zweifelsfall der Hausarzt eine große Hilfe sein. Es ist wichtig und gut, wachsam zu sein, ebenso, wie es wichtig und gut ist, dem eigenen Körper weiterhin zu vertrauen. Stress – vor allem anhaltender – schwächt unsere Seele und unseren Körper, allem voran das Immunsystem. Und das brauchen Sie immer, aber gerade noch einmal mehr als starken Partner an Ihrer Seite.

Ich wünsche Ihnen viel Spaß und Spannung beim Lesen und dass sich die ein oder andere Sorge in Luft auflösen mag.

Münster   Martina Kahl-Scholz
im Sommer 2020

Inhaltsverzeichnis

Teil III Kopf/Hals

Teil IV Magen/Darm

Über die Autorin

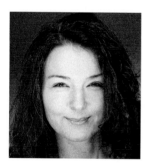

Frau Dr. med. Dipl. Päd. Martina Kahl-Scholz hat in Münster Medizin und in Bielefeld Pädagogik studiert. Sie hat nach dem Studium Erfahrung in der Radiologie und Kardiologie gesammelt und sich dann als Copy Editorin, Autorin und Dozentin selbstständig gemacht.

Teil I

Allgemeines

1

Mehr als eins…

„Symptome sind definierte Zeichen eines Organismus, der aus dem Gleichgewicht geraten ist".
Wolfgang Kämmerer 2016

Unser Körper ist ein feingetuntes Wunderwerk. Jede Zelle – und davon besitzt er immerhin 100 Billionen – hat ihre eigene Aufgabe und hilft dabei, dass das „große Ganze" funktioniert. Sekündlich bilden sich etwa 50 Millionen Bausteine neu, um den Laden am Laufen zu halten. Jede Komponente greift wie bei einem feinen Uhrwerk in die nächste, Systeme bedingen und beeinflussen sich –der menschliche Körper ist eine komplett eigene Welt für sich. Eine ganz wunderbare und wundersame Welt. Mit den besten und bewährtesten Mitteln der Natur ausgestattet, durch die Evolution auf Alltagstauglichkeit geprüft und durch genug Repairsysteme vor den meisten Gefahren der Schadensstatistik gesichert. Wir fahren da einen ziemlich noblen Rennschlitten durch das Leben, der uns alle möglichen Dinge erfahren und erleben lässt. Und wie es sich für ein gutes Auto gehört, hat es auch ein Navigationssystem. Allerdings findet sich das nicht auf irgendeinem Display, sondern zeigt sich durch das, was wir Mediziner „Symptome" nennen. Darunter versteht man Hinweise oder Merkmale, die von der Norm abweichen und in einer bestimmten Konstellation auf eine Erkrankung hindeuten können (Abb. 1.1).

Ergänzende Information Die elektronische Version dieses Kapitels enthält Zusatzmaterial, das berechtigten Benutzern zur Verfügung steht https://doi.org/10.1007/978-3-662-59296-0_1. Die Videos lassen sich mit Hilfe der SN More Media App abspielen, wenn Sie die gekennzeichneten Abbildungen mit der App scannen.

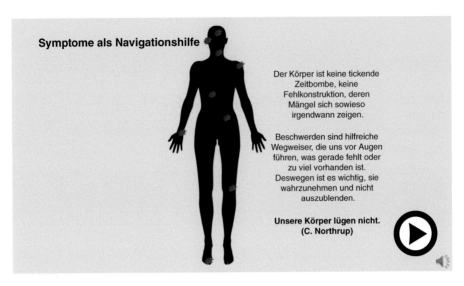

Abb. 1.1 (Video 1.1) Symptome als Navigationshilfen (▶ https://doi.org/10.100 7/000-20t)

Aber: Nicht jedes Symptom ist gleichzeitig schon eine Krankheit!

Symptome können von Betroffenen als Beschwerden oder einfach nur Veränderungen wahrgenommen werden, die sich in den Alltag geschlichen haben und es manchmal sogar schwerer machen, diesen zu bewältigen. Nicht selten sind sie schlicht und ergreifend störend. Ein zuckendes Augenlid tut nicht weh, kann aber sehr unangenehm sein, wenn man gerade ein wichtiges Gespräch mit dem Chef führt. Zitternde Lippen und Hände während einer mündlichen Prüfung verschwinden ziemlich sicher so schnell, wie die Prüfung beendet ist, und trotzdem sorgen sie dafür, dass die Konzentration zusätzlich schwerer fällt. Symptome können auch im Rudel auftreten: Kopfschmerzen gehen mit Nackenverspannungen einher, Bauchkrämpfe mit Durchfällen, Schwindel mit Übelkeit. Weil so viele Systeme im Körper miteinander verbunden sind, ist das nicht selten bzw. normal.

Die Liste der „alltäglichen kleinen Zipperlein" ist lang: Muskelkrämpfe, Kopf- oder Bauchschmerzen, Schwindel, Zittern, Seh- oder Schlafstörungen - um nur einige wenige zu nennen. Lästige kleine Begleiter, aber wie hängen sie mit dem Bild des Navigationssystems zusammen? Noch einmal zurück zum „edlen Rennschlitten": Unser Körper ist im ständigen Gebrauch, jeden Tag benutzen wir ihn und lassen ihn hart arbeiten. Alles im Leben, was häufig und gerne im Einsatz ist, nutzt sich aber mit der Zeit ab oder kann zumindest bei einer übermäßigen Beanspruchung an der einen oder anderen Stelle nicht mehr ganz so rund funktionieren, wie es der Erbauer sich anfänglich gedacht hat. Der menschliche Körper kann viel und auch viel gleichzeitig, aber er kann es nicht immer und im Übermaß. Viele unserer „Alltagszipperlein" sind nicht selten ein Zeichen (man könnte auch sagen Wegweiser) unseres Körpers, dass es zu irgendeinem Zeitpunkt an irgendeiner Stelle vielleicht doch des Guten zu viel verlangt war. Sie fordern unsere Aufmerksamkeit ein und uns auf, genauer hinzuschauen, hinzuhorchen, hinzufühlen. Wir würden gut daran tun, ihnen – und damit unserem Körper – mehr Beachtung zu schenken, als wie so oft im Alltagsstress über sie hinwegzugehen, bis sie so lästig oder sogar hinderlich geworden sind, dass wir sie nicht mehr ignorieren können. Den Punkt, an dem uns Symptome in die Knie und zu einer Zwangspause zwingen, sollte man möglichst vermeiden, indem man schon recht früh aufmerksam ist – für sich selbst! Ein schöner, schon oft verwendeter Vergleich ist der mit einem Auto, das nicht mehr rund läuft. Leuchtende Warnanzeigen, ungewohnte Fahrgeräusche oder ein holpriges Fahrgefühl – all das sorgt in der Regel umgehend dafür, dass ein besorgter Besitzer den Wagen zur Werkstatt fährt. Passiert das Gleiche, wenn unser Körper die Warnlichter anwirft oder unrund läuft? Hand aufs Herz: Wer geht dann zum Arzt oder verordnet sich wenigstens etwas mehr Ruhe, weil er im Grunde seiner Seele spürt, wo das Problem liegen könnte? Oder anders gefragt: Wer ignoriert all das, weil es „weitergehen muss"?

Es ist wichtig, dem Körper zuzuhören und auf seine Zeichen zu achten, sich ein wenig „navigieren" zu lassen und darauf zu vertrauen, dass das, was sich mehrere 100.000 Jahre bewährt oder sogar durch das Trial-and-Error-Prinzip verbessert hat, seine Berechtigung haben wird. Und vielleicht auch über mehr Weisheit verfügt, als wir in den – wenn es gut läuft – 100 Jahren ansammeln können, die uns vergönnt sind.

Ich möchte gerne ein wenig dabei helfen, das Zuhören und Verstehen zu erleichtern und Ihnen die unterschiedlichen „Navigationsfunktionen" etwas näher zu bringen. Ich weiß aus eigener Erfahrung wie es ist, Beschwerden auszublenden oder direkt das Schlimmste dahinter zu vermuten. Beides ist kein guter Weg, um an die Wurzel des Problems zu kommen und eine Lösung zu finden.

In den folgenden Kapiteln habe ich mir häufig vorkommende Symptome vorgenommen: Wie entstehen Sie? In welchen Formen kommen sie vor? Und wo deuten sie hin? Aber auch: Was wäre die normale „Grundeinstellung" des Körpers an der Stelle. Und nicht zuletzt: Wer kümmert sich um so etwas, welcher (Fach-)Arzt wäre ggf. zuständig? Ich hoffe, Sie finden so den ein oder anderen Rat, der Sie verstehen lässt, weiterführt und Ihnen weiterhilft.

2

Körper und Geist

„Es ist unglaublich, wie viel Kraft die Seele dem Körper zu leihen vermag".
Wilhelm von Humboldt

Wir reden gerne von „unserem Körper" (meistens dann, wenn er an der ein oder anderen Stelle nicht einwandfrei funktioniert) – von „mein" oder „dem" Körper, aber nicht von „mir" oder „ich". Aber:

> Unser Körper, das sind wir!

Und manchmal vergessen wir diesen Fakt, z. B., wenn wir uns selbst über alle Maße benutzen und gebrauchen, ohne auf Belastbarkeitsgrenzen zu achten (und das schreibt eine Person, die gerne ein Buch fertigstellen möchte und deswegen nach einem langen Arbeitstag Nackenschmerzen und Müdigkeit ignoriert).

Dass unser Körper funktioniert, nehmen wir selbstverständlich hin. Die Tatsache, dass das auch anders sein kann, sorgt dann für Überraschung, Angst oder Verärgerung. Wir sind sicherlich nicht nur unser Körper, aber eben auch. Geht man von der klassischen Idee aus der abendländischen Tradition aus, gibt es da noch die Seele (bzw. den Geist), in der sich unsere Gefühle, unser Denken, unser Träume und unsere Phantasien finden und den Leib als das Gesamte, was uns zu einer lebendigen Person macht.

Allerdings ist dieses Auseinanderbauen des Menschen in einzelne Systeme ein theoretisches Hilfswerk, um besser verstehen zu können, was so wunderbar eins und komplex ist. Kurzum: Es gibt uns nur als Gesamtpaket, in dem alles untrennbar miteinander verwoben ist. Körper und Seele sind nicht voneinander unabhängige Bereiche, sondern ein Mensch. Deswegen verwundert

© Springer-Verlag GmbH Deutschland, ein Teil von Springer Nature 2021
M. Kahl-Scholz, *Symptome als Wegweiser*, https://doi.org/10.1007/978-3-662-59296-0_2

es auch nicht, dass bei körperlichen Erkrankungen die Psyche einen Einfluss hat und umgekehrt der Zustand des Körpers psychische Veränderungen hervorrufen kann. Beides hängt so eng miteinander zusammen, dass es im Grunde eins ist, und wir nur zwei daraus gemacht haben, um es besser begreifen zu können.

Das hat sicher jeder schon mehrfach im Leben am eigenen Leib (und da ist er wieder, der Begriff von oben) erfahren müssen. Nehmen wir als Beispiel die Angst vor z. B. Prüfungen, Höhen oder, Spinnen. Was passiert, wenn unsere Psyche uns das Signal meldet: „Diese Situation verdient höchste Aufmerksamkeit!"? Unser Hormonsystem läuft warm und Stresshormone machen sich auf den Weg. Sie docken an Rezeptoren an, die wie kleine Schalter Organsysteme an- oder ausknipsen. Der Sympathikus, unser Killer- und Fluchtinstinkt, macht sich fertig zum Einsatz. Das Ergebnis: Etliche körperliche Symptome, wie schweißnasse Hände, zitternde Knie, ein rasender Herzschlag, ganz zu schweigen von der trockenen Kehle und der Luftnot, machen sich bemerkbar. Obwohl da doch nur ein Gefühl war …

Genau dieser Fakt ist auch in der Psychosomatik sehr wichtig und nicht falsch zu verstehen. Die Psychosomatik hat sich aus dem Wissen heraus entwickelt, dass Körper und Geist sich bedingen und beeinflussen. In diesem Begriff finden sich die Wortstämme „psyche" (also Seele) und „soma" (für Leib/Körper) wieder. Aber auch hier gilt: Nur, weil es separat aufgeführt ist, lässt es sich noch lange nicht separieren. Es zeigt aber: Eine verwundete Seele beeinflusst den Körper ebenso wie ein verwundeter Körper die Seele. Es gibt nicht wenige Patienten, die körperliche Beschwerden haben, aber für diese Beschwerden lassen sich keine körperlichen Erkrankungen als Ursache finden. Das heißt aber ausdrücklich nicht, dass der Betroffene keine Symptome hat und sich alles nur einbildet! Das tut der Mensch mit der Prüfungsangst oder der Angst, auf den Eiffelturm zu steigen, auch nicht. Seine Hände sind schweißnass, sein Herz rast und ihm ist schwindelig. All das ist keine Fata Morgana, sondern eine handfeste körperliche Reaktion, die aber nicht auf eine krankhafte Veränderung am eigenen Leib zurückzuführen ist. Mittlerweile weiß man, dass die Ursachen auch woanders zu suchen sind. Bestes Beispiel ist das Gebiet der „Psychokardiologie". Hier geht man der Frage nach: Inwieweit haben Herzerkrankungen und die Seele miteinander zu tun? Es gibt viele Studien, die zeigen: Eine ganze Menge! Es gibt z. B. Hinweise darauf, dass Langzeitdepressionen das Risiko für die koronare Herzkrankheit bzw. den Herzinfarkt erhöhen. Sicher nicht bei jedem und bei denen es zutrifft wieder individuell anders, aber die Ergebnisse unterstreichen, wie dicht das Netz aus dem was wir fühlen und erleben und den Körperfunktionen gewebt ist.

Und es zeigt noch etwas:

Unabhängig davon, ob der Grund für eine Beschwerde/ein Symptom körperlicher oder seelischer Natur ist, die Beschwerde/das Symptom ist real! Oft wird das Wort „Psychosomatik" mit dem Begriff „Einbildung" überzeichnet, aber dem ist nicht so. Die Beschwerden sind real, der Körper reagiert tatsächlich, er ist nur – Gottseidank – nicht krank.

In diesem Buch werden Symptome besprochen, die in der Regel jeder kennt, die in den allermeisten Fällen harmlos sind und von selbst wieder die Koffer packen. Sie hindern uns nicht wirklich in unserem Tagesablauf, sie sind schlicht lästig oder sorgen für Grübeleien, weil man sie nicht richtig verstehen kann. Trotzdem gibt es auch hier bei dem ein oder anderen Symptom (z. B. Zittern aus Angst, Kap. 3) einen sehr deutlichen Zusammenhang zu der breiten Welt unserer Empfindungen.

Es lohnt sich also, an der ein oder anderen Stelle zu hinterfragen, ob das, was einen gerade so stört, vielleicht irgendwo auch seine Wurzel in einem anderen Geschehen haben kann: Stress, Trauer, Unglück, Unzufriedenheit, Bitterkeit, Erschöpfung? Die Idee, dass Gefühle, die um Gehör zu bekommen keinen anderen Weg finden, sich Schleichwege suchen, ist so fernab jeglicher Schulmedizin nicht. Denn mittlerweile weiß auch die zu berichten, dass langanhaltender Stress z. B. viele negative Folgen auf das Immun- und Hormonsystem hat. Das Alarmsystem des Körpers wird dauerhaft aktiviert, Adrenalin (unsere Booster, wenn es um brenzlige Situationen geht) kontinuierlich produziert und der Körper in einen Daueranspannungsmodus versetzt. Eine mögliche Folge sind zum Beispiel Verdauungsprobleme.

Nicht ohne Grund gibt es im „Volksmund" auch etliche Sprichworte wie: „Mir liegt das schwer im Magen.", „Das geht mir echt an die Nieren." oder „Da ist Dir wohl eine Laus über die Leber gelaufen." (früher ging man davon aus, dass die Leber die Gefühle beherbergen würde und dass jemandem, der verstimmt war, wohl etwas bzw. eine Laus über eben jene gelaufen sein müsse). Aber auch Sätze wie „Das schnürt mir den Hals zu." oder „der Schreck, der einem in die Glieder fährt" zeugen davon, dass man schon recht früh erkannt hat, dass Gefühle und körperliches Befinden zusammenhängen müssen.

Symptome navigieren uns also nicht nur und ausschließlich zu körperlichen Zielorten, sondern manchmal auch über den „Scenic view" und Umwege an ganz andere Plätze auf der Lebenslandkarte.

Teil II

Nervensystem

3

Espenlaub

„Das Zittern ist ein Zeichen von Mangel an Gewohnheit. Andere vor sich Zittern machen, ist ein Zeichen von Arroganz und Hochmut".
Lü Bu We

Ihr Herz schlägt bis zum Hals, die Hände sind ganz feucht und der Mund trocken. Hätte sie sich heute Morgen ein Frühstück gegönnt, würde sie sich nun wieder davon verabschieden müssen, denn ihr Magenmuskel tanzt Mambo. Lara hat das jedes Mal: Prüfungsangst. Und immer fühlt sich „jedes Mal" schlimmer an als das letzte. „Lara Gretski?" Das ist ihr Name! Sie muss rein, es geht los … Lara steht auf und bemerkt, wie weich und zittrig sich ihre Beine anfühlen. Als sie die Hand ausstreckt, um die Prüfer zu begrüßen, sieht Lara wie ein unbeteiligter 3. Zuschauer, dass auch ihre Hand zittert. Und als sie anfängt zu sprechen, machen ihre Mundwinkel freundlicherweise solidarisch mit. Immerhin stimmt dann ihr Inneres mit Ihrem Äußeren überein, denkt Lara, denn sie fühlt sich so schwankend und wackelig, als würde sie über Kopfsteinpflaster rappeln.

„Zittern wie Espenlaub", das tut Lara in der oben beschriebenen Situation zweifellos. Man könnte auch sagen, dass es quasi nichts gibt, was an Lara nicht zittert. Aber warum passiert das, in einer Situation der Aufregung? Warum passiert es aber auch, wenn wir frieren? Oder manchmal ohne erkennbaren Grund?

3.1 Wie entsteht Zittern?

Vorab: Zittern ist per se nicht Schlimmes oder Pathologisches, denn im Grunde zittern wir immer, wir merken es nur nicht! Wenn wir einen unseren Finger gerade ausstrecken und versuchen, ihn ganz ruhig zu halten, dann sieht man

© Springer-Verlag GmbH Deutschland, ein Teil von Springer Nature 2021
M. Kahl-Scholz, *Symptome als Wegweiser*, https://doi.org/10.1007/978-3-662-59296-0_3

manchmal trotz aller meditativen Anstrengung ein ganz leichtes Hin- und Herschwanken, was auch als „physiologischer Tremor" (s. u.) bezeichnet wird. „Physiologisch" heißt in dem Zusammenhang medizinisch simpel ausgedrückt „ganz normal" bzw. den normalen Funktionen des Körpers (Physis) entsprechend.

Das, was da so wackelig daherkommt, ist zunächst einmal nichts anderes, als dass unsere Muskeln sich in Sekundenschnelle zusammenziehen und wieder entspannen. Und genau dafür sind sie gemacht, ihre Hauptaufgabe ist es, sich an- und wieder zu entspannen.

So nebenbei …

Bewegung durch Muskeln. Würden unsere Muskeln nicht die Fähigkeit besitzen sich anzuspannen (was in den meisten Fällen zu einer Verkürzung führt, aber nicht immer, abhängig davon, ob z. B. gerade bereits eine Gegenkraft wirkt) und zu entspannen (und sich dadurch wieder zu verlängern), dann wäre eine Bewegung unserer Knochen quasi nicht möglich. Unser Skelett ist zunächst nichts anderes als ein funktionsloses Gerüst – gut ausgetüftelt, ohne Zweifel, aber für sich genommen bewegungsunfähig. Muskeln sind über die Sehnen an den Knochen fixiert und liegen so, dass meist gelenkübergreifend etwas bewirken. Am Beispiel des Arms: Erst dadurch, dass sich der Oberarmbizeps anspannt, wird der Unterarm zum Oberarm hochgeholt (bzw. der gesamt Arm gebeugt). Der auf der anderen Seite liegende Muskel (der „Trizeps") sorgt hingegen mit seiner Anspannung dafür, dass der Arm wieder gerade (man sagt auch „gestreckt") wird. Gäbe es keine Muskeln in unserem Körper, gäbe es auch keine Beugung, Streckung, Drehung nach außen oder innen, Kreisbewegung etc. Kurzum: Wir wären ein lebloses Gestell. Um zu verstehen, wie wiederum der Muskel sich verkürzen oder verlängern kann, muss man mit einem mikroskopischen Blick ziemlich weit hinein in das Muskelgewebe gehen und sich die Grundbausteine heranzoomen. Die kleinsten Bau- bzw. Funktionseinheiten des Muskels kann man sich so vorstellen wie ineinandergeschobene Finger: Reißverschlussartig liegen sie übereinander und haben die schicken Namen „Myosin" und „Aktin". Kommt nun der Nervenimpuls: Anspannen bitte!, wird über eine Vielzahl von Laufboten (unter anderem Kalzium, Phosphat und Magnesium) Myosin die Nachricht übermittelt: Zeit zu handeln!, worauf es sich in einem bestimmten Winkel an das Aktin schmiegt. Voilá: Die kleinste Einheit des Muskels hat sich soeben zusammengezogen. Und wie so oft im Leben: Was im Kleinen beginnt, kann große Wellen schlagen und in diesem Fall tatsächlich bewirken, dass ein ganzer großer Muskel genug Kraft aufbringt, um ein Körperteil in eine bestimmte Richtung zu bewegen. Damit sich Aktin und Myosin wieder aus dem Kuschelstadium lösen und bereitwillig an ihren ursprünglichen Platz gehen, braucht es das kompliziert klingende Adenosintriphosphat (kurz und besser zu merken: ATP). ATP ist unser Allround-Kraftstoff, der so ziemlich jede Zelle versorgt und am Leben hält. Herstellen kann es unser Körper in Eigenregie, allerdings nur dann, wenn ihm genug Sauerstoff zur Verfügung steht und den nehmen wir bekanntermaßen mit der Atmung auf. Dadurch erklärt sich auch, warum es nach dem Tod zunächst zur **Totenstarre** kommt: Es steht kein Sauerstoff und damit kein ATP mehr zur Verfügung, Aktin und Myosin bleiben eng beieinander, die Muskeln weiterhin zusammengezogen und eben starr. Erst durch das Einsetzen von Zersetzungsprozesse im Körper wird die Totenstarre wieder gelöst. Und warum hilft eine **Massage** gegen verspannte Muskeln? Durch das Kneten wird (unter anderem) die Durchblutung angeregt und damit auch mehr Sauerstoff bzw. ATP zu den verspannten Stellen geliefert.

Das sich ständig wiederholende An- und Entspannen der Muskeln, was wir als Zittern wahrnehmen, hat in der Medizin wie oben schon erwähnt den Begriff „Tremor" erhalten (was aus dem Lateinischen von *tremere*, wer hätte es gedacht: zittern stammt; daher auch das „Tremolo" in der Musik, bei dem man die Stimme beben lässt).

Warum unsere Muskeln sich so rege zeigen, ist noch nicht endgültig geklärt. Fakt ist, dass die Grundfrequenz, mit der sie sich bewegen, zunimmt, wenn es kalt wird (Abschn. 3.2.1) oder wir uns übermäßig anstrengen (Abschn. 3.2.3).

3.2 Wie zeigt sich Zittern?

3.2.1 Bibbern vor Kälte

Die Flocken fallen dicht und weiß vom Himmel, ein kalter Wind weht ins Gesicht, die Füße sind klamm vom „Langen-im-Schnee-wandern" und langsam kriecht die Kälte weiter den Rücken hoch – und ob man möchte oder nicht, es breitet sich neben der Kälte auch ein Zittern aus, bis die Zähne klappern.

Ein Ansatz zur Erklärung, warum sich unsere Muskeln dauerhaft an- und entspannen (Abschn. 3.1), ist, dass dadurch Wärme erzeugt wird, Wärme, die uns hilft, der Kälte zu trotzen. Jeder kennt es vom Sport, dass der Einsatz von Muskelarbeit dazu führt, dass einem recht schnell sehr warm werden kann – bis hin zum Schwitzen vor lauter Bewegung.

> **So nebenbei ....**
>
> Vögel oder Felltiere können sich zusätzlich dadurch helfen, dass sie ihr Gefieder/Fell „aufplustern". Die Luft, die in die Räume zwischen die aufgestellten Federn/das aufgestellte Fell dringt, erwärmt sich und sorgt für eine Isolierung zum kalten Außen hin. Auch der Mensch stellt „sein Fell" bei Kälte auf: Unsere **Gänsehaut** bei niedrigen Temperaturen ist nichts anderes als der Versuch, unsere nicht gerade üppige Körperbehaarung gegen Kälte (vergebens) aufzuplustern.

Da es sehr wichtig ist, dass wir unsere Körperkerntemperatur (zwischen 36 und 37° Grad) halten, um alle Organe und lebenswichtigen Vorgänge weiterhin optimal funktionieren lassen zu können, braucht es einen „Plan B". Viel von der benötigten Wärme holt sich der Körper über den Stoffwechsel, also vor allem aus der Nahrung. Bei sinkenden Temperaturen muss aber mehr Wärme produziert werden, als so rasch über diesen Weg geliefert werden kann: Zittern ist der Notfallplan, den der Körper dann einleitet. Neugeborene Babys können über das Zittern noch nicht so Wärme produzieren, wie es ein größeres Kind oder gar ein Erwachsener vermag. Sie haben zwar mehr eines speziellen Fettgewebes (braunes), das sie schützt, aber trotzdem sind sie viel kälteempfindlicher.

Kälte bringt uns also zum Zittern, damit dem Körper mehr Wärme zur Verfügung gestellt werden kann.

3.2.2 Zittern wie Espenlaub

Zurück zum Anfang, zurück zu Frau Gretski: Lara ist aufgeregt, sie hat Prüfungsangst, schon immer. Und neben anderen Symptomen wie Magenkrämpfen, vermutlich schweißnassen Händen, einer trockenen Kehle und einem schnellen Herzschlag hat Lara eben auch zittrige Knie, Hände und selbst ihre Mundwinkel sind scheinbar unkontrollierbar. Warum bringen uns solche Angst- und Anspannungssituationen zum Zittern? „Schuld" ist das sog. autonome Nervensystem, der Separatist in unserem neurologischen Netzwerk, auf den wir im Grunde wenig Einfluss nehmen können, der dafür aber verdammt viel Einfluss auf uns ausübt. „Autonom" bedeutet so viel wie „selbstständig" bzw. „unabhängig", denn dieses System sorgt ganz allein, also ohne unser Zutun dafür, dass wichtige Körperfunktionen (wie der Herzschlag, unsere Verdauung oder die Atmung) aufrechterhalten bleiben. Es wäre auch sehr zeitaufwendig, wenn wir uns die ganze Zeit bewusst darauf konzentrieren müssten, das Herz am Schlagen oder die Lunge am Atmen zu halten. Damit der Laden weiterläuft, sind zwei – wie so oft im Leben – sehr unterschiedliche, im Grunde gegensätzliche Akteure angestellt: der Sympathikus und der Parasympathikus. Beide haben ihre ganz eigenen Aufgabengebiete, auch wenn sie sich den Arbeitsplatz meist teilen.

Der Sympathikus ist der wache, taffe Typ, mehr der Draufgänger von beiden, während der Parasympathikus gerne in die Pantoffeln schlüpft und Fünfe gerade sein lässt. Was beide vereint ist, dass sie schon sehr alt sind und zu Zeiten ihre Dienste verrichtet haben, als wir Menschen uns noch ernsthaft gegen wilde Tiere behaupten mussten. Das war natürlich der Job des **Sympathikus**, der – einmal aktiviert – entweder alle Systeme auf „Kampf" oder „Flucht" fahren konnte (und bis heute kann), je nachdem, was erfolgsversprechender aussah. So ein Flucht- oder Kampfmodus bedeutet, dass sich der Körper in maximaler Wachheit und Einsatzbereitschaft befinden muss, er ist

„gespannt wie ein Flitzebogen", was natürlich auch für die Muskeln gilt. Und damit, Sie ahnen es, für das bewegungsfreudige An- und Entspannen, das Muskeln besonders gut können und das manchmal mehr, manchmal weniger, als Zittern wahrzunehmen ist.

Der **Parasympathikus** tritt dann auf die Bildfläche, wenn die Gefahr vorüber ist, man sich etwas entspannter zurücklehnen und vielleicht zur Feier des Tages das ein oder andere Gnu verspeisen kann. Alle Funktionen, die zum Ausruhen und Verdauen wichtig sind, steuert der Parasympathikus.

> Sympathikus = fight and flight,
> Parasymathikus = rest and digest

Wenn wir also in angst- oder spannungsbesetzten Situation anfangen zu zittern, dann deswegen, weil unser Sympathikus gerade alle Systeme auf „Alarmbereitschaft" gefahren hat. Für ihn „ist irgendwas im Busch", nur eben nicht wie früher das hungrige Raubtier, auf dessen Speisekarte wir stehen, sondern ein Prüfer, dessen Tagesform wir nicht einschätzen können, von der aber unser Bestehen abhängt.

Das, was uns helfen würde, wäre in so einer Situation unsere Prüfungsantworten rennend oder Liegestütze-machend von uns zu geben, denn die Bereitschaftshaltung des Körpers, die Spannung und Energie, die er aufbaut für Kampf oder Flucht, sollten in eine Handlung fließen. Dafür ist Sprechen zu wenig. Da so ein Aktionismus aber vermutlich nicht unbedingt zur guten Note beitragen würde, wäre die andere Möglichkeit, der Anspannung (und damit dem Zittern) etwas entgegenzusetzen – profan, aber wahr –, z. B. durch den Einsatz von Entspannungsübungen.

So nebenbei …

Eine kleine Übung. Man muss nicht gleich Yoga-Profi oder ein Meditations-Wunder sein, um sich vom Sympathikus wegzuchillen. Es gibt eine recht einfache und schnell einsetzbare Übung, mit der man den Coach-Potato, also den Parasympathikus, recht gut aktivieren kann: die **tiefe Bauchatmung**. Leider haben sich viele von uns angewöhnt, recht flach zu atmen, wir nutzen bei weitem nicht aus, was unsere Lunge eigentlich an Austauschfläche bereitstellt. Unser Zwerchfell, der kräftige Muskel etwas oberhalb des Bauchnabels, der die Trennwand bildet zwischen Brust- und Bauchraum, wird meist nicht viel bewegt, was ihm aber eigentlich guttäte. Denn dadurch würden wir auch den Vagusnerv aktivieren, der der best buddy im parasympathischen Freundeskreis ist. Daher eine kleine Übung: Legen Sie Ihre Hand zwischen Bauchnabel und Brust (egal, ob Sie sitzen, stehen oder liegen, diese Übung geht immer!) und atmen Sie ganz normal weiter, so wie Sie immer am Tag atmen, ohne darüber nachzudenken. Spüren Sie mehrere Atemzüge nach, wie sehr (oder wie wenig) sich Ihre Bauchdecke bei jedem Atemzug mitbewegt. Wenn Sie ein Gefühl dafür haben, kommt Schritt 2 unserer kleinen Übung: Atmen Sie nun ganz bewusst, langsam und tief die Luft Richtung Ihrer Hand, versuchen Sie, mit der Luft Ihren Bauch auszufüllen und atmen Sie bewusst tiefer und weiter ein, als Sie es sonst im Alltag tun würden. Spüren Sie, wie viel weiter sich Ihre Bauchdecke nach vorne wölbt? Spüren Sie, dass ab einem bestimmten Punkt zwar der Bauch nicht mehr weiter wird, aber die Lungen mehr Luft aufzunehmen und sich weiter nach oben auszudehnen scheinen? Versuchen Sie, dieses tiefe Einatmen zu wiederholen und lassen Sie sich Zeit für das Ein- und vor allem auch für das Ausatmen. Diese Übung hilft in vielerlei Hinsicht: Tatsächlich wird durch die Dehnung des Zerchfells der „Ruhenerv" aktiviert. Und den Lungen wird abverlangt, sich mehr zu weiten als sonst und damit mehr Fläche für die Sauerstoffaufnahme zu nutzen.

3.2.3 Too much to do

Nur noch 3…2…1. Und … entspannen. Dann ab in die Umkleidekabine und nach Hause. Aber beim Umkleiden zittert plötzlich unkontrolliert das Bein. Wieso?

Wenn wir unseren Muskeln z. B. beim Sport zu viel abverlangen, kann es sein, dass die Amplitude, mit der sie schwingen, zunimmt.

So nebenbei …

Ein kleiner Ausflug in die Physik: Ampli … was? Eine **Amplitude** beschreibt den größten Ausschlag, der bei einer Schwingung entsteht. Ein Beispiel: Nimmt man ein Pendel und lässt es am Anfang nur ganz leicht hin und her schwingen, dann wäre die Amplitude der Weg, den das Pendel von der Mitte bis zum äußersten Punkt zurücklegt, bevor es sich wieder umdreht und zur Mitte zurückkehrt, um zur anderen Seite weiterzuschwingen. Umso weiter das Pendel schwingt, desto größer ist dementsprechend seine Amplitude. Am Beispiel des Zitterns: Ist die Amplitude klein, kann man die Zitterbewegung kaum mit bloßem Auge erkennen, denn der Ausschlag, den die Muskeln durch ihre Bewegung erreichen, ist so winzig, dass er kaum der Rede wert ist. Wird die Amplitude größer (wie z. B. bei Anstrengung), dann wird auch die Zitterbewegung sichtbar, denn der Weg, den die Muskeln mit dem Zittern beschreiben, ist ausgiebiger und im wahrsten Sinne nicht mehr zu übersehen. Und wenn wir schon bei komplizierten Begriffen und dem, was sie bedeuten, sind, kommen wir gleich auch noch auf die **Frequenz** zu sprechen. Eine Frequenz gibt an, wie häufig sich etwas in einer bestimmten Zeit wiederholt. In Bezug auf das Zittern bedeutet das, dass man mit einer niedrigen Frequenz zittern kann (also vielleicht 80-mal die Minute) oder mit einer hohen (zum Beispiel 200-mal die Minute). Der Tremor, den wir alle haben, ohne ihn zu bemerken, hat eine niedrige Amplitude, dafür aber eine hohe Frequenz.

Strengen wir uns nun körperlich stark an, dann nimmt die Amplitude des normal vorhandenen Zitterns zu und wir können sehen, was sonst im Verborgenen bleibt.

3.2.4 Ohne Grund, aber harmlos

Was aber, wenn wir Zittern und wir sind weder aufgeregt, noch ist uns kalt oder wir hätten uns sonderlich angestrengt? Es gibt in der Medizin eine Form des Tremors, die als essenzieller Tremor bezeichnet wird. Diese Form des Zitterns zeigt sich z. B., wenn die betroffenen Personen ihre Arme ausstrecken und hochhalten sollen (sog. Haltetremor). Sie entsteht ohne einen erkennbaren (gut- wie bösartigen) Grund, sie ist einfach da, kann in jedem Alter auftreten und wird meistens vererbt. Das wichtigste ist aber: Sie ist harmlos. Lästig vielleicht, aber harmlos. Es kann Zeiten geben, in denen sich das Zittern mehr bemerkbar macht, und dann wieder Zeiten, in denen es kaum wahrnehmbar ist.

3.2.5 Und nun zu etwas ganz anderem …

Es ist wie beim Beipackzettel, bei dem es auch die seltenen, aber schwerwiegenden Nebenwirkungen gibt, die aber leider am besten im Gedächtnis haften bleiben: Auch Zittern kann ein Hinweis auf eine ernsthafte Erkrankung sein. Die ausdrückliche Betonung liegt auf „kann". Wie bei jeder Erkrankung spielt es eine große Rolle, wie intensiv sich etwas in unser Leben drängt und wie sehr es unseren normalen Alltag durcheinanderbringen kann. Bleibt Zittern z. B. permanent bestehen oder wird es sogar noch schlimmer und hindert dadurch an bestimmten Tätigkeiten, dann ist es auf alle Fälle Zeit, sich untersuchen zu lassen. Hier zu benennen, welche ernsthaften Ursachen das Zittern haben kann, würde einem Abriss der seltenen, aber schwerwiegenden Nebenwirkungen im Beipackzettel gleichen und wäre auch nicht seriöser und besser, als die Auflistung der Ergebnisse bei der Google-Eingabe „Zittern, ernsthafte Ursachen". Deswegen wird hier, wie in den folgenden Kapiteln (meistens) darauf verzichtet, auf die wirklich ernsthaften, krankheitsbedingten Ursachen des jeweils beschriebenen Symptoms (hier dem Zittern) einzugehen. Allein für das Zittern ließe sich damit auch ein ganzes, eigenes Buch füllen.

Nehmen Sie für sich selbst als Wegweiser:

> Hält ein Symptom an, wird es stärker oder müssen Sie Ihren Alltag dem Symptom anpassen, sollten Sie abklären lassen, was sich dahinter verbergen könnte.

3.3   Der Wegweiser …

Nun wissen Sie, wie und wann Zittern entstehen kann. Es ist zunächst etwas vollkommen Normales, das die ganze Zeit geschieht, ohne dass wir es bemerken. Es schützt unseren Körper vor zu großer Kälte, denn es kann Wärme erzeugen. Zittern zeigt uns unmissverständlich, dass wir es mit der körperlichen Anstrengung übertrieben haben und Ruhe brauchen. Oder dass unser Urinstinkt gerade auf Alarm umgestellt hat, weil wir Angst haben vor … unserem persönlichen Endgegner, sei es die Dunkelheit/eine Prüfung/ein Gewitter/alleine zu sein/eine große Menge Menschen, und dass wir entweder begreifen, dass die Situation gar nicht so bedrohlich ist und wir unseren Verstand dem Gefühl gegenüberstellen müssen oder dass es klug wäre, zu kämpfen oder zu fliehen.

3.3.1 Who cares?

Sollte das Zittern doch einmal nicht gehen wollen oder ungeahnte Ausmaße annehmen, ist zunächst der Hausarzt der richtige Ansprechpartner, um den Ursachen auf den Grund zu gehen. Je nachdem, was er vermutet, könnte auch ein Neurologe (also ein Facharzt für Nervenerkrankungen und alles, was Gehirn und Rückenmark betrifft) hilfreich sein, um dem Grund für das Zittern auf die Schliche zu kommen.

4

Schwindel

„Gefühle schwanken. Oder ist es Schwindel?"
Erhard Blanck

„Verdammt noch eins!" Sabine hält sich an Sarah fest, die neben ihr auf dem Fußweg steht und ganz erschrocken ihre Freundin anschaut. Sie joggen die Woche mindestens zweimal gemeinsam, bevor die Arbeit losgeht. Gerade noch hatte sich Sabine einen Schuh zugebunden und war wieder aufgestanden, um weiter zu joggen, als sie plötzlich kreidebleich ihre Hand auf Sarahs Arm abstützte – so, als würde sie sonst gleich fallen. „Was ist los?", fragt ihre Freundin sie besorgt. „Ach!" Sabine winkt energisch ab. „Das ist nix. Manchmal wird mir schwindelig, wenn ich schnell aufstehe. Mein Arzt hat mir mal gesagt, das läge am Kreislauf." Sie hat wieder etwas Farbe im Gesicht und stupst Sarah, die immer noch besorgt schaut, mit dem Ellenbogen freundschaftlich von der Seite an: „Wie schauts aus? Wer zuerst am Hafen ist, bezahlt den Kaffee?" Sarah antwortet nicht, sondern läuft grinsend los und an der verdutzten Sabine vorbei, die sich augenblicklich auch in Bewegung setzt. „So eine Frechheit!", schimpft sie lachend hinter ihrer Freundin her, „meine Schwäche so schamlos auszunutzen."

Aufstehen und dann dreht sich alles – wegen des Kreislaufs? Ja, da gibt es einen Zusammenhang genauso wie Schwindel und Innenohr oder Schwindel und Migräne zusammenhängen können. Fakt ist: Fängt sich unsere Welt an

---

Ergänzende Information Die elektronische Version dieses Kapitels enthält Zusatzmaterial, das berechtigten Benutzern zur Verfügung steht https://doi.org/10.1007/978-3-662-59296-0_4. Die Videos lassen sich mit Hilfe der SN More Media App abspielen, wenn Sie die gekennzeichneten Abbildungen mit der App scannen.

zu drehen, ohne dass wir uns bewegen, kann das sehr verunsichernd und bedrohlich wirken. Oft ist die Ursache für den Schwindel aber harmloser Natur – wie in diesem Beispiel.

4.1   Wie entsteht Schwindel?

Die richtige Frage müsste zunächst lauten: Wie (und wo) entsteht unser Gleichgewicht? Denn erst, wenn verständlich ist, wie wir ins Gleichgewicht kommen, wird auch nachvollziehbar, was uns aus dem selben bringen kann. Damit wäre zumindest eine Ursache für Schwindel geklärt.

Das Organ, das uns im Gleichgewicht hält, befindet sich im sog. Vorhoflabyrinth des Innenohrs. Dieses „Labyrinth" (das so heißt, weil es aus vielen verzweigten Hohlräumen besteht) setzt sich aus einem knöchernen und einem häutigen Anteil zusammen. Es beginnt mit zwei Erweiterungen, die als Vorhofsäckchen (Sacculus, Utriculus) bezeichnet werden und geht dann über die 3 Bogengänge (die tatsächlich einen Bogen bilden). Sie enden in einer Art Ampulle, in der kleine Sinnenhärchen (auch Haarzellen genannt) liegen. Ihre Enden liegen in einer gallertartigen Masse, die als Cupula bezeichnet wird. Auch in den Vorhofsäckchen befinden sich kleine Sinneshaare, die ebenfalls in einer geleeartigen Masse liegen. Dieses Gelee ist dickflüssig genug, dass die Härchen darin nicht wild hin und her wedeln können, und lässt auf der anderen Seite gerade noch genug Bewegung zu. Das ist wichtig, denn diese Sinneshaare sind sozusagen die notwendigen Antennen, über die das Innenohr an das Gehirn meldet: „Kapitän, wir befinden uns gerade hart Backbord!"

Aber zurück zum Gesamtaufbau des Gleichgewichtsfühlers: In der geleeartigen Masse befinden sich auch kleine Kalkkörnchen, die noch wichtig werden, wenn es darum geht, wie wir ins Gleichgewicht kommen. Es gibt ein ganzes Feld mit diesen Sinneshaaren, das horizontal (von links nach rechts im Utriculus) und eines das vertikal (von oben nach unten im Ventriculus) verläuft. Die Bogengänge sind außerdem mit einer Flüssigkeit, der sog. Endolymphe, gefüllt, die auch eine wichtige Rolle einnimmt.

Wenn wir uns bewegen, egal ob aktiv den Kopf, den gesamten Körper oder wir „bewegt werden" (z. B. im Bus oder Auto), bewegt sich das Innenohr natürlich mit. Die Flüssigkeit in den Bogengängen kommt „in Schwung". Mit etwas Verzögerung kommt diese Flüssigkeitswelle auch an der geleeartigen Kuppel an, in die die Sinneshärchen ihre Häupter stecken. Dadurch wird diese Kuppel ein wenig verschoben, quasi von der Flüssigkeitswelle zur Seite gedrängt, und die Haarzellen mit ihr. Dieses Verbiegen der

Sinneszellen sorgt dafür, dass ein Reiz ausgelöst wird, den die Zellen an den 8. Hirnnerv weitergeben, der dem Gehirn meldet: Bewegung nach links, rechts, oben, unten. Ein komplettes Bild entsteht aber erst dann, wenn sich noch die Puzzleteile „Sehen" und „Fühlen" zum Gleichgewicht gesellen, denn so kann das Gehirn genau feststellen, ob die Empfindungen aus dem Innenohr auch mit dem Gesehenen und der gefühlten Bewegung übereinstimmen. Stimmen die Informationen aus diesen Quellen nicht überein, dann kann es zu Übelkeit und Schwindel kommen. In den Bogengängen wird also wahrgenommen, wenn wir uns selbst bewegen. Wenn wir aber bewegt, also z. B. beschleunigt werden, wenn wir im Bus oder Flugzeug sitzen, kommen die beiden Vorhofsäckchen ins Spiel. Hier ist das Prinzip ähnlich wie in den Bogengängen, nur dass es zusätzlich kleine Kristalle aus Kalzium und Karbonat gibt (die oben erwähnten kleinen Kalkkörnchen). Kommt es zu einer Beschleunigung, werden sie gegen die Gelmasse gedrückt, in denen die Härchen stecken, und sorgen ebenfalls für eine Reizentstehung, die an das Gehirn weitergegeben wird. Im Utriculus werden die Beschleunigungen wahrgenommen, die horizontal verlaufen (also z. B. die nach vorne gerichtete Beschleunigung im Zug), im Sacculus, die, die vertikal verlaufen (also z. B. das Abwärtsfahren im Fahrstuhl oder das „Nach-oben-fliegen" im Flugzeug).

Das ist aber zunächst nur die grundlegende Erklärung, wie wir Bewegung im Gleichgewichtsorgan des Innenohres wahrnehmen. Nicht jedes „Schwindelgefühl" lässt sich auf Störungen in diesem Bereich zurückführen, es gibt ganz unterschiedliche Varianten und Gründe, warum sich die Welt um einen drehen kann, ohne, dass sie sich bewegt (Abb. 4.1).

> **So nebenbei …**
>
> **Jemanden anschwindeln.** Woher kommt bitte die Redewendung, dass man „jemanden anschwindelt"? Lügt man so sehr, dass dem anderen sich alles vor Augen dreht? Tatsächlich geht man eher davon aus, dass die Redewendung auf das englische Wort „swindle", also Betrüger zurückzuführen ist.

Kommt es zu Entzündungen im Ohr – z. B. im **Mittelohr** –, dann können diese zu Druckverschiebungen (wie beim Paukenerguss, bei dem sich Flüssigkeit hinter dem Trommelfell sammelt) und Reizungen der feinen Sinnesfühler des Gleichgewichtsorgans sorgen. Sie melden eine Bewegung an, wo keine ist. Deswegen gehen Mittelohrentzündungen häufig mit Schwindel einher.

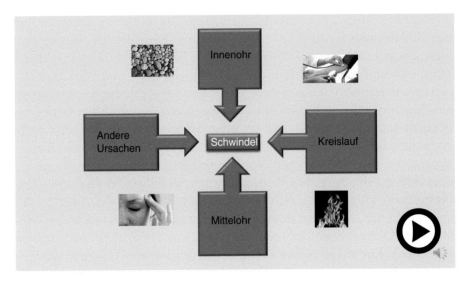

Abb. 4.1 (Video 4.1) Wodurch ein Schwindelgefühl ausgelöst werden kann …
(▶ https://doi.org/10.1007/000-20v)

So nebenbei …

Wenn Kristalle auf Wanderschaft gehen. Mit zunehmenden Alter kann es passieren, dass sich die Kristalle aus Kalzium und Karbonat verändern und aus ihrer Position in den beiden Vorhofsäckchen lösen. Sie gehen dann auf Wanderschaft, schauen sich im Innenohr um und landen irgendwann auch in den Bogengängen, wo sie definitiv nichts verloren haben. Dort kann es dann dazu kommen, dass sie ungefragt die Sinneshärchen reizen und immer wieder den Eindruck vermitteln: Hoppla, hier bewegt sich doch etwas. Menschen mit diesem Problem klagen z. B. über anhaltenden Schwindel, wenn sie auch nur leicht den Kopf bewegen oder sich ins Bett legen. Durch die „Überreizung" kann es auch zu Übelkeit und Erbrechen kommen. Das Ganze hat den ausschweifenden Namen: **Benigner paroxysmaler Lagerungsschwindel** (was nichts anderes heißt als gutartiger anfallsartiger Lagerungsschwindel, siehe auch unten). Die Symptome beunruhigen die Patienten zurecht zunächst meist sehr, sind aber tatsächlich in erster Linie nur lästig, nicht gefährlich. Die Therapie ist simpel: Durch bestimmte Drehungen und Bewegungen des Kopfes werden die Steinchen wieder aus den Bogengängen delegiert.

Wenn es immer wieder zu Druckschwankungen in den kleinen, mit Endolymphe gefüllten Kammern des Innenohrs (s. o.) kommt, könnte ein sog. **Morbus Menière** vorliegen. eine Erkrankung, die zusätzlich noch mit anderen Symptomen wie Ohrensausen (Tinnitus, Kap. 10), Hörminderung und Druckgefühl einhergeht. Durch den immer wieder erhöhten Druck kommt es zur Reizung der feinen Sinneshärchen, die dann melden: Hoppla, hier geht's rund!, obwohl die Welt noch ganz gerade steht.

Nicht nur die Gleichgewichtsfühler, sondern auch die „lange Leitung", die diese Signale ans Gehirn weitergibt, können „falsche Meldung" machen. Der Nervus vestibularis hat den verantwortungsvollen Job, die Informationen der Haarzellen an die oberste Schaltzentrale zu überbringen. Dieser Nerv kann sich entzünden (warum, ist noch nicht endgültig geklärt, man geht davon aus, dass Viren oder der Körper selbst den Nerv angreifen), es kommt zu einer **Neuritis vestibularis**. Auch hier ist Schwindel dann eins der Leitsymptome, denn der Nerv ist so gereizt, dass er nicht mehr die richtigen, sondern erschwindelte Signale weiterleitet. Die durch eine Neuritis vestibularis ausgelöste Schwindelform ist ziemlich hartnäckig und kann dazu führen, dass die Betroffenen immer wieder fallen und sich vor lauter Drehen übergeben müssen.

Entfernt man sich ein wenig vom Hotspot Innenohr plus Verbindungsstrecken, bleibt aber trotzdem im Zentralen Nervensystem, sollte bei einer bestimmten Form von Schwindel auch an **Migräne** gedacht werden. Um genauer zu sein: eine Migräne mit vestibulärer Aura. Was sich ein wenig esoterisch anhört, ist nichts anderes als eine spezielle Form der lästigen Kopfschmerzen, bei der es im Vorfeld oder begleitend zu Schwindelattacken kommt. Sie sind meistens die Vorboten, die neben anderen Symptomen darauf hinweisen, dass der Migräne-Kopfschmerz gleich wieder zuschlägt. Wer von sich selbst weiß, dass er Migräne-Patient ist, weiß das meist schon richtig zu deuten und einzuschätzen. Tritt der Schwindel aber zum ersten Mal als sog. Prodromi (lateinisch/griechisch für „Vorläufer") auf, kann das schon sehr beängstigend und verwirrend sein.

Kommt es vor allem in bestimmten Situationen, die angstbesetzt sind, zu Schwindelattacken, könnte ein **phobischer Schwankschwindel** vorliegen („Phobie" ist das medizinische Wort für Angststörung). Das passiert den Betroffenen zum Beispiel in großen Menschenansammlungen, im engen Fahrstuhl oder beim Warten in der Schlange – je nachdem, wodurch ihre Phobie ausgemacht wird.

Noch einen Schritt weiter weg vom Innenohr befinden wir uns im Nackenbereich. Denn auch eine Blockierung/Fehlstellung der oberen **Halswirbelsäule** (HWS) kann dafür sorgen, dass Schwindel und Ohrensausen auftritt (vermutlich durch die daraus resultierenden Verspannungen und dadurch bedingt einer anderen, schlechteren Durchblutung).

Ganz weit weg von den Sinneshärchen im Innenohr kann es durch wenig Druck in unseren Gefäßen zumindest beim Aufstehen aus der Liege- oder Sitzposition zumindest kurzfristig zum Schwindelgefühl kommen: ein **niedriger Blutdruck** ist schuld, wie in dem oben beschriebenen Fallbeispiel. Das Innenohr hat damit also nichts zu tun, sondern der gesamte Kreislauf an sich. Ist zu wenig „Druck auf der Pumpe" – im wahrsten Sinne –, leidet der Gesamtorganismus inklusive unserer obersten Schaltzentrale. Schwindel kann dann ein mögliches Symptom sein.

4.2   Wie zeigt sich Schwindel?

Schwindelattacken können von Sekunden, über Minuten bis hin zu Stunden dauern (was für die davon Betroffenen ein sehr unangenehmer Zustand ist). Es gibt viele unterschiedliche Schwindelformen und -gründe (s. o.) – manchmal ist auch keine klare Trennung zwischen Variante a und Variante b möglich. Die „üblichen Verdächtigen", die häufiger vorkommen, sind:

4.2.1   Wer hat noch nicht, wer will nochmal

Was auf der Kirmes viel Spaß machen kann, ist für betroffene Menschen alles andere als zum Lachen: der **Drehschwindel**. Wer darunter leidet, bei dem „dreht sich alles", manchmal immer dann, wenn sie den Kopf nach links oder rechts bewegen. Der Grund kann sein, dass sich kleine Kristalle als Navigationssystem ausgeben (s. u.) und für Unruhe sorgen, oder der Hörnerv entzündet ist.

4.2.2   Wie auf hoher See

Wer schon einmal etwas näher Bekanntschaft mit einem klitzekleinen Schlückchen Alkohol (zu viel) gemacht hat, der weiß ganz genau, wovon die Rede geht, wenn der **Schwankschwindel** ins Spiel kommt. Man „verliert den Boden unter den Füßen", was auch die kennen, die sich in einer Angst- bzw. Stresssituation plötzlich auf hoher See wiederfinden. Auch eine kurzfristige Minderdurchblutung im Gehirn (wie bei einem niedrigen Blutdruck, s. o.) kann der Grund sein.

4.2.3   Rauf und runter

Der sog. **Aufzugschwindel** bzw. **Liftschwindel** fühlt sich für die Betroffenen so an, als würden sie Fahrstuhl fahren – der Boden hebt und senkt sich. Diese Schwindelform kann unter anderem dann vorkommen, wenn das Innenohr betroffen ist.

4.2.4 Blackout

Zum sog. **Sekundenschwindel** kann es kommen, wenn der Druck im Blut-
kreislauf auf Sparflamme schaltet Das kann so weit gehen, dass einem vor
Augen „schwarz wird" und man ggf. das Gleichgewicht nicht mehr halten
kann (also das passiert, was in altertümlichen Filmkulissen als „Ohnmacht"
dargestellt wird).

So nebenbei ...

Reisekrankheit oder Bewegungskrankheit nennt man das Phänomen, wenn einem auf Reisen im Auto, im Bus, aber auch zu Schiff (dann Seekrankheit) schnell
schlecht und schwindelig wird. Viele weitere Symptome können hinzukommen,
wie etwa Schwitzen, Herzrasen, Abgeschlagenheit usw. Etwas weniger bekannt,
ist die sog. **Simulatorkrankheit**, bei der die genannten Symptome auftreten,
wenn man in einem Simulator sitzt oder Videospiele mit bestimmten Perspektiv-
wechseln spielt.

Zugrunde liegt allen Erkrankungen eine Ursache: Die 3 Säulen des Gleichge-
wichts (Sehen, Fühlen, Gleichgewichtsorgan) senden unterschiedliche Informationen an das Koordinationszentrum, z. B. bei einem Schiff mit mächtig viel See-
gang. Die Augen finden keinen festen Punkt, die Bogengänge und
Vorhofsäckchen im Innenohr erhalten in kurzer Abfolge unterschiedliche Signale (jetzt geht's hoch, jetzt wieder runter, hoppala, Welle nach rechts), während die Tiefensensoren in den Muskeln und Gelenken sagen: Wieso, wir stehen
doch felsenfest auf dem Boden und bewegen uns gar nicht! Das ist für unsere
Schaltzentrale einfach zu viel des Guten, aus all diesen Eindrücken lässt sich kein
einheitliches, sinnreiches Bild kreieren. Der Körper reagiert mit einem Alarm.

Sitzen wir hingegen in einer Achterbahn, kommt es zum Konflikt zwischen
den Wahrnehmungssensoren im Innenohr: die Vorhofsäckchen kommen gar
nicht hinterher, über „hoch" und „runter" zu berichten, während die Bogengänge melden: scharfe Kurve rechts, jetzt schräg links.

Beim Computerspielen ist es so, dass das Auge meldet: Wir gehen gerade nach
vorne, jetzt nach links und nun nach unten, während das Innenohr fragt: Echt?
Wo? Ich nehme höchstens ein leichtes Kopfneigen wahr! Und die Muskulatur
beipflichtet: Was für ein Quatsch, alles, was sich hier bewegt, sind die Finger!

4.3   Der Wegweiser ...

Das erste, woran bei Schwindelattacken gedacht werden sollte, ist das Organ,
das für eine gerade bzw. ausgeglichene Wahrnehmung der Dinge zuständig
ist: das Innenohr und die es umgebenden Strukturen. Zurückgedacht an die
oben beschriebenen Ursachen für Schwindel kämen als (häufige) Auslöser in
diesem Bereich in Betracht:

Mittelohrentzündung

Eine Mittelohrentzündung schleicht sich nicht (nur mit Schwindel) an, sondern meldet meist mit Pauken und Trompeten (in diesem Fall Schmerzen, Druckgefühl, meist auch Fieber und bei kleinen Kindern möglicherweise Übelkeit und Erbrechen) ihr Kommen. Eine Mittelohrentzündung ist schmerzhaft und nicht schön, heilt aber in der Regel gut aus. Was hilft ist Ruhe, je nach Ausmaß schmerzstillende Mittel und: Nasenspray.

So nebenbei …

Nasenspray fürs Mittelohr? Ja, auch das Mittelohr ist „belüftet", sonst könnten wir im Flugzeug oder beim Tauchen nicht dafür sorgen, dass es zu einem Druckausgleich an den Umgebungsdruck kommt. Zwischen unserem Nasenrachenraum und dem Mittelohr gibt es eine schmale Röhre, die sog. Tuba auditiva oder Eustasche Röhre. Halten wir uns die Nase zu und „trompeten wie ein Elefant", dann gibt es dieses eigenartige Gefühl in den Ohren und man hört eine Art „Plöpp": das Mittelohr wurde belüftet.

Wenn nun unsere Nase dicht ist, kann diese Druckausgleich bzw. die Belüftung des Mittelohrs nicht gut stattfinden und auch angesammelte Flüssigkeit durch eine Entzündung schlechter abfließen. Daher wird dazu geraten, bei einer Mittelohrentzündung auch Nasenspray zu benutzen, um die Nase, besser gesagt den Nasenrachenraum und damit die Verbindung zum Mittelohr, freizuhalten.

Benigner paroxysmaler Lagerungsschwindel

Wenn vor allem bei bestimmten Bewegungen Schwindelgefühle ausgelöst werden können, sollte an die kleinen wanderfreudigen Kristalle gedacht werden, die durch einfache Mittel (s. o.) gut behandelt werden können.

Morbus Menière

Klassisch für diese Erkrankung ist der Drehschwindel, der aber noch begleitet wird durch Tinnitus, Hörminderung und Druckgefühl.

Neuritis vestibularis

Auch hier ist der Drehschwindel ein klassisches Symptom, aber zusätzlich kann es – wie oben beschrieben – auch noch zu einem ungeraden Gang und der Neigung zu fallen (zu der betroffenen, also entzündeten Nervenseite), Übelkeit und Erbrechen kommen.

Migräne

Eine vestibuläre Migräne geht mit Schwindel einher oder kann ihr beflissen vorauseilen, aber vor allem ist das wesentliche Symptom: Kopfschmerz (nach oder während des Schwindelgefühls). Meistens kommen noch Beschwerden wie Lichtempfindlichkeit, Übelkeit und Erbrechen dazu.

Phobischer Schwankschwindel

Hier ist die Ursache nicht physisch, sondern psychisch – das Symptom hat aber handfeste körperliche Auswirkungen, eben den Schwindel und meist noch andere Beschwerden wir Herzrasen, Luftnot etc. Bezeichnend für den phobischen Schwankschwindel ist, wenn der Schwindel und seine Begleiter vor allem in bestimmten Situationen und in Verbindung mit stärkeren körperlichen Gefühlen wie Angst auftritt.

HWS-Syndrom

Es knackt und knarzt – und hat Auswirkungen, die über den Halsbereich hinausgehen: Blockierungen im Halswirbelbereich sorgen nicht nur für Verspannungen und Nackenschmerzen, sondern manchmal eben auch für Schwindelgefühle und Ohrensausen. Wenn also eine Verspannung oder eine bekannte Fehlstellung in dem Bereich vorliegt und gleichzeitig Schwindel auftritt, sollte auch an die Wirbelsäule als mögliche Ausgangspunkt gedacht werden.

Niedriger Blutdruck

Ein plötzlicher Schwindel nach dem Aufstehen kann die (letztlich einfache und harmlose) Folge eines niedrigen Blutdrucks sein. Bei Menschen mit sehr geringem Blutdruck braucht es nicht einmal den Lagewechsel von liegend/sitzend/hockend in den Stand. Wer von sich weiß, welche Spitzenwerte er eben nicht erreicht, kann das aber meist selbst gut einschätzen. In der Regel ist ein niedriger Blutdruck für das Gefäßsystem die schonendere Variante als der hohe Blutdruck, der vor allem den Arterien einiges abverlangt. Während letzterer aber nicht selten (und leider) unbemerkt bleibt, sorgt sein kleiner Bruder für stärkere Symptome.

Bei Menschen mit sehr geringem Blutdruck braucht es nicht einmal den Lagewechsel von liegend/sitzend/hockend in den Stand. Wer von sich weiß, welche Spitzenwerte er eben nicht erreicht, kann das aber meist selbst gut einschätzen. In der Regel ist ein niedriger Blutdruck für das Gefäßsystem die schonendere Variante als der hohe Blutdruck, der vor allem den Arterien einiges abverlangt. Während letzterer aber nicht selten (und leider) unbemerkt bleibt, sorgt sein kleiner Bruder für stärkere Symptome.

4.3.1 Who cares?

Ärzte, die sich vor allem mit dem Symptom „Schwindel" auskennen (und daher gute Ansprechpartner sind), sind der Hausarzt, der HNO-Arzt und der Neurologe. Mittlerweile gibt es spezielle „Schwindelambulanzen", bei denen sich die Ärzte ganz und gar auf die Ursachen von allen möglichen Schwindelformen spezialisiert haben. Ob eventuell Blockaden in den Wirbelgelenken oder starke Verspannungen/Fehlstellungen eine Rolle spielen, kann am ehesten der Orthopäde beurteilen.

5

Sehstörungen

„Es gibt eine Kurzsichtigkeit, die man durch keine Brille korrigieren kann".
Michael Marie Jung

> „Verdammt noch einmal, immer wieder diese kleinen lästigen Punkte." Sarah
> schaut ihre Tante verständnislos an. „Alles gut bei Dir? Fehlt Dir was?" Ihre
> Tante schüttelt den Kopf. „Nein, alles gut. Ich habe nur manchmal so komi-
> sche Punkte vor den Augen, wie – keine Ahnung – wie winzige Fliegen.
> Manchmal nehme ich sie mehr, manchmal weniger wahr. Ich wollte längst
> damit zum Augenarzt, aber wie das so ist: Wenn es gerade wieder geht, dann
> vergisst man das schnell wieder." Sarah nickt, auch wenn sie nicht so richtig
> weiß, wovon die Rede geht. „Vielleicht wäre es dann genau jetzt der richtige
> Zeitpunkt, um Dir einen Termin beim Augenarzt zu machen?", fragt Sarah
> mit einem Lächeln. „Genau jetzt?" fragt ihre Tante überrascht. „Genau
> jetzt!", antwortet Sarah überzeugt und deutet auffordernd auf das Smart-
> phone ihrer Tante.

5.1 Wie entstehen Sehstörungen?

Um Sehstörungen besser verstehen zu können, ist es hilfreich, das Sehen
an sich näher zu betrachten. Wie entsteht eigentlich unsere Fähigkeit zu
sehen? Unser Auge ist, genauso wie das Sehen an sich, eine hochkomplexe
Angelegenheit. In vielerlei Hinsicht gleicht es im Aufbau einem Fotoapparat, besser gesagt einem alten Fotoapparat, der noch mit Film funktio-
nierte, und seinen Einzelteilen. Das Außengehäuse der Fotokamera entspricht der Augenhöhle bzw. Lederhaut, die Augenlider bilden die

© Springer-Verlag GmbH Deutschland, ein Teil von Springer Nature 2021
M. Kahl-Scholz, *Symptome als Wegweiser*, https://doi.org/10.1007/978-3-662-59296-0_5

Objektivkappe, die Iris und die Pupille die Blende, Hornhaut und Augenlinse bilden das Objektiv, der Strahlenkörper die Zoom-Apparatur und die Speicherkarte (oder sehr antik der Fotofilm) stellt die Netzhaut dar.

Das, was wir von außen vom Auge wahrnehmen, ist zunächst viel weiß: die **Lederhaut** (Sclera), also unser Kameragehäuse. Sie besteht aus vielen, sehr robusten Fasern, die gut dazu geeignet sind, das Auge zu schützen und in Form zu halten. Wir sehen die Augenfarbe, die durch die **Regenbogenhaut** (Iris) gebildet wird. Sie kann viele unterschiedliche Farben, von blau über grün bis hin zu braun oder grau annehmen. Tatsächlich kommen viele Babys zunächst mit blauen Augen zur Welt. Das liegt daran, dass am Anfang der Farbstoff **Melanin** noch wenig in der Regenbogenhaut vorhanden ist. Diesen Farbstoff tragen wir ebenfalls in unserer Haut, er bestimmt unsere Hautfarbe und damit auch unseren „Sonnenschutz" – denn desto dunkler unsere Haut, umso schwieriger hat es die Sonnenstrahlung, Schaden anzurichten (Melanin wandelt fast 100 % der Strahlungsenergie in harmlose Wärme um). Allerdings kommen in Ländern mit hoher Sonnenstrahlung bzw. dunkelhäutigeren Bewohnern Kinder auch schon mit z. B. braunen Augen zur Welt. Nach 6–12 Monaten hat sich meist die endgültige Augenfarbe herausgebildet. Im Inneren der Regenbogenhaut können wir einen schwarzen Kreis, die **Pupille**, wahrnehmen (als Teil unseres Blendenapparats). Sie ist im Grunde nichts anderes als eine Öffnung in der Regenbogenhaut, durch die Licht in unser körpereigenes Kamerasystem einfallen kann, damit Bilder entstehen. Regenbogenhaut und Pupille bestimmen, wie viel Licht in das Auge fallen kann. Fällt viel Licht in das Auge (werden wir also geblendet), dann stellt sich die Regenbogenhaut sozusagen schützend vor das lichtempfindliche Innere des Auges und verengt sich: die Pupille erscheint manchmal stecknadelkopfklein. Ist es eher dunkel-dämmrig, weitet sich die Regenbogenhaut und lässt mehr Licht für ein besseres Sehen in unser Bildwahrnehmungssystem.

Der Grund übrigens, warum wir beim Fotografieren gerne mal leuchtend rote Pupillen haben (auch „Rote-Augen-Effekt" genannt), ist, dass die gut durchblutete **Aderhaut** (Choroidea) im Inneren des Auges sichtbar bzw. widergespiegelt wird. Sie liegt zwischen Netz- und Lederhaut und ist wichtig für die Ernährung des Auges.

Schauen wir seitlich auf das Auge, fällt auf, dass vor der Regenbogenhaut noch eine durchsichtige, nach vorn ausgebeulte Delle eingebaut ist:

die **Hornhaut** (Cornea) – also unser Objektiv gemeinsam mit der Augenlinse – mit der dahinterliegenden mit Kammerwasser gefüllten Augenkammer. Die Hornhaut hat im Grunde zwei Funktionen: Sie schützt das Auge, trägt aber zu 2/3 auch zu seiner Brechkraft (und damit zum Sehen) bei.

All das, was wir von außen sehen können, macht aber noch nicht alles aus, was das Auge dafür braucht, um ein funktionstüchtiges Organ zu sein:

Der **Strahlenkörper** (Corpus ciliare), unser „Zoom", befindet sich im Inneren jeweils seitlich neben der Regenbogenhaut und kann sich zusammenziehen bzw. entspannen. Dadurch wird die Iris geweitet oder verengt, viel Licht tritt ein oder wenig (s. o.). In der Fachsprache redet man auch von der Akkommodation (was so viel wie „Anpassung" oder „Anlegung" heißt – beim Auge an den Lichteinfall).

Weiterhin ist natürlich die **Augenlinse** (Lens) immens wichtig, denn hier findet das andere 1/3 der Lichtbrechung statt. Sie liegt hinter der Regenbogenhaut und schließt damit die hintere Augenkammer ab. In ihr – genau wie in der Hornhaut – gibt es nichts, was das klare Sehen stören kann – keine Gefäße, keine Nerven. Mit dem Alter, durch Medikamente, Strahleneinwirkungen (und in seltenen Fällen auch angeboren) etc. kann es zu Trübungen der Linse kommen, zum sog. grauen Star.

Hinter der Linse befindet sich der **Glaskörper** (Corpus vitreum), der schön stabil alles da hält, wo es hingehört.

Um den Vorgang des Sehens nun besser verstehen zu können, müssen wir vor allem uns die **Netzhaut** (Retina), also unsere Speicherkarte, und den **Sehnerven** (N. opticus) genauer – passenderweise – anschauen.

Die Netzhaut liegt zwischen der gut durchbluteten Aderhaut (durch die sie versorgt wird) und dem Glaskörper. Sie ist so aufgebaut, dass die lichtsensiblen Zellen sozusagen in die falsche, dem Licht abgewandte Richtung blicken. Insgesamt hat die Netzhaut 10 Schichten! Und in einigen dieser Schichten haben sich die sog. Photorezeptoren versteckt, von denen die Stäbchen- und die Zapfenzellen die wichtigste Rolle spielen. Die Stäbchenzellen sind diejenigen, die für Hell- und Dunkelwahrnehmung zuständig sind, während die Zapfenzellen farbempfindlich sind. Man geht davon aus, dass wir eigentlich nur drei Pigmente haben (Rot-, Grün- und Blauzapfen), die dann wie im Kunstunterricht zu allen weiteren Farben gemischt werden.

Von den Zapfenzellen haben wir nicht so viele wie von den Stäbchen (Verhältnis 20:1), wir reagieren also auf Veränderungen der Helligkeit sensiver als auf farbliche Wahrnehmungen.

So nebenbei...

Nicht bloß ein Fleck ... Es gibt zwei Stellen auf der Netzhaut, die sind besonders spannend: der blinde und der gelbe Fleck.

- Der **blinde Fleck** heißt so, weil er genau das ist: unsere Achillessehne des Auges, wir können hier schlicht nichts sehen, weil an dieser Stelle der Sehnerv ein- bzw. austritt, wir haben hier weder Zapfen noch Stäbchen. Das, was beim Auto der tote Winkel, ist in unserem Auge genau dieser Punkt. Das ist aber nicht weiter schlimm, wir bemerken diesen „blinden Fleck" im Alltag nicht, da beim Sehen mit beiden Augen die blinden Flecken durch das jeweils andere Auge ausgeglichen werden und das Gehirn, selbst wenn wir nur mit einem Auge schauen, den Ausfall ersetzt. Wer aber trotzdem mal testen möchte, ob es den blinden Fleck gibt, der kann folgendes ausprobieren: Man nehme zwei etwa 2 x 2 cm große Stückchen Papier, auf das eine malt man ein Kreuz und auf das andere einen roten oder andersfarbigen Punkt. Jetzt schließt man das linke Auge und schaut mit dem rechten konzentriert auf das Kreuz. Den Kreis-Zettel hält man rechts neben den Kreuz-Zettel und bewegt ihn langsam weiter nach rechts – dabei aber weiterhin das Kreuz fixieren. Etwa 10 cm vom Kreuz entfernt verschwindet plötzlich der farbige Kreis, er ist einfach weg! Voilà: Sie haben Ihren blinden Fleck gefunden.
- Der **gelbe Fleck** (Macula lutea) liegt mittig in der Netzhaut und erscheint tatsächlich in einer gelblichen Farbe als leichte Versenkung bzw. Grube. Hier ist die Stelle des „schärfsten Sehens", das Bild wird so exakt wie möglich wiedergegeben. Es gibt hier quasi nur Zapfen, die das Tageslicht benötigen, um farbenempfindlich reagieren zu können (oder können Sie nachts Farben voneinander unterscheiden?), und keine Stäbchen, die für das Sehen in der Nacht wichtig sind. Das ist der Grund, warum man im Dunkeln nicht gut scharf sehen kann. Schaut man aber ein wenig an einem Gegenstand vorbei, fällt das wenige Licht nicht auf den gelben Fleck, sondern auf den Netzhautbereich drumherum, der mit vielen Stäbchen ausgestattet ist: wir sehen den Gegenstand deutlicher. Auch hierzu einen Versuch: Suchen Sie sich am nächtlichen Sternenhimmel einen Stern aus, vielleicht nicht gerade die hellleuchtende Venus, sondern einen etwas schwächeren Stern. Schauen Sie ihn sich direkt an und wandern Sie danach mit ihrem Blick an einen Punkt, der leicht neben diesem Stern liegt: Sie werden feststellen, dass der Stern nun „aus den Augenwinkeln" heller und deutlich erkennbarer wirkt.

Werden nun die Stäbchen und Zapfen erregt, kommt es über chemische und elektrische Impulsweiterleitungen dazu, dass der Sinneseindruck weitergegeben wird. Dabei spielen auch noch Zellen eine Rolle, die den Kontrast verstärken, einige von ihnen reagieren auf Licht, andere nicht (sog. ON- und OFF-Zellen), dadurch kommt es zum „Fine-Tuning". Die Signale werden über den Sehnerv weitergegeben an das Gehirn, wobei das nicht einfach so 1:1 passiert, sondern sehr komplex ist: Es gibt sozusagen zwei Datenautobahnen pro Auge, die eine nimmt die Informationen aus der Schläfenseite des Auges mit, die andere aus der Seite, mir der wir auch beim Schielen einen Teil unserer Nase sehen können. Die Schläfendatenautobahn verläuft schön geradlinig auf die Hirnhälfte zu, auf deren Seite sie liegt: auf der linken Seite zur linken Seite, auf der rechten zu rechten. Die Nasendatenautobahn hingegen überkreuzt sich, die Informationen der linken Nasenseite gelangen zur rechten Gehirnhälfte, die der rechten entsprechend zur linken. Warum ist das so kompliziert? Weil unser Gehirn dadurch am effektivsten ein gesamtes Bild des Raumes konstruieren, man sagt auch fusionieren kann.

So viel also zu den Komponenten, die wichtig sind, damit Sehen überhaupt für uns möglich wird. Sehstörungen können nun auf den unterschiedlichsten Ebenen dieser Zahnrädchen zustande kommen: Die Hornhaut kann zu krumm, der Augapfel zu kurz oder zu lang und der Glaskörper getrübt sein. Stäbchen und Zapfen haben eventuell Schwierigkeiten, ihren Job vernünftig auszuführen, oder der Augendruck ist nicht optimal eingestellt. Im folgenden Abschnitt wird erklärt, wie diese Funktionsstörungen zu Beschwerden führen können.

5.2   Wie zeigen sich Sehschwierigkeiten?

Sehschwierigkeiten oder vorübergehende -störungen können an ganz harmlosen Gründen liegen, angefangen damit, dass das Auge manchmal einfach etwas länger braucht, um sich scharf auf einen Gegenstand einzustellen. Wer morgens noch schlaftrunken versucht, die Uhrzeit zu entziffern, weiß, was gemeint ist. Gerade Müdigkeit kann unser Auge manchmal langsamer arbeiten lassen als sonst, wir müssen mehrmals blinzeln, um endlich in den richtigen Kameramodus zu wechseln. Gleiches gilt, wenn zu viel oder zu wenig von der Flüssigkeit unser Auge benetzt, die es feucht hält. Ein „Zu viel" an Tränen lässt die Sicht ebenso verschwimmen, wie ein „Zu wenig" des Tränenfilms. Zu trockene Augen – z. B. im Winter bedingt durch die Heizungsluft in den Räumen – können ebenfalls dafür sorgen, dass man ab und an alles verschwommen wahrnimmt. Nicht zuletzt sorgt auch eine Entzündung am Auge (etwa der Bindehaut) dafür, dass neben anderen lästigen Beschwerden wie Jucken, Brennen und Rötungen auch das Sehen eingeschränkt sein kann. Solche Beschwerden gehen in der Regel vorbei. Wenn das Sehen aber immer wieder oder sogar dauerhaft eingeschränkt ist, sollte man an folgende Möglichkeiten denken:

5.2.1 Lästige kleine Mücken

Ein kleiner dunkler Punkt, der immer wieder durch das Blickfeld flitzt und nicht wirklich weggehen will? Wer dieses Phänomen im wahrsten Sinne beobachtet, ist stolzer Halter von sogenannten **Mouches volantes** (franz. für „fliegende Mücken"). Das passiert fast jedem Menschen im Laufe seines Lebens mal (auch der Dame aus unserem anfänglichen Fallbeispiel). Der Grund für diese kleinen „Tierchen" sind Trübungen im Glaskörper, meistens kleine Kristalle aus Cholesterin, die durch ihn hindurchschweben, was wir als kleine graue Mücken wahrnehmen können, die aber harmlos sind. Allerdings sind sie nicht zu verwechseln mit dem „Rußregen", also der Wahrnehmung von groben, tiefschwarzen Flecken, die sich gleichmäßig nach oben oder unten bewegen. Das kann ein Hinweis auf eine Blutung im Glaskörperraum sein. Ebenso wie flächige Wolken oder Schlieren, die auf eine Glaskörperabhebung hindeuten könnten (beides würde einen Notfall darstellen).

5.2.2 Ampelsystem

Bei der „**Farbenblindheit**" handelt es sich meist um eine „Rot-Grün-Schwäche", bei der die entsprechenden Zapfenzellen defekt sind und so auch die damit verbundenen, gemischten Farben nicht mehr wahrgenommen werden können. Rot und grün kann nicht mehr unterschieden werden (was im Straßenverkehr natürlich fatale Folgen haben kann). Häufig wird diese Erkrankung vererbt und nicht immer gleich erkannt – ein Grund, warum in den U-Untersuchungen an Kindern auch mittels Farbkarten geprüft wird, ob eine derartige Sehschwäche vorliegen könnte.

> **So nebenbei...**
>
> **Affentheater.** Die Männchen bei den Totenkopfäffchen haben – von Natur aus – alle eine Rot-Grün-Schwäche. Deshalb kamen ein paar US-amerikanische Forscher auf die Idee, die Geninformationen, die bei der Rot-Grün-Blindheit fehlen, in die Retina diese Äffchen zu injizieren – natürlich mit dem Ziel, eines Tages die Farbenblindheit beim Menschen therapieren zu können. Tatsächlich war es das erstaunliche Ergebnis, dass die Tiere nach etwa 20 Wochen in der Lage waren, Rottöne wahrzunehmen. Eine Eigenschaft, die sie auch nach zwei Jahre noch nicht verloren hatten.

5.2.3 Stockdunkle Nacht

Bei der **Nachtblindheit** kommt es durch eine Funktionsstörung oder den vollständigen Ausfall der Stäbchen dazu, dass eine Hell- und Dunkelwahrnehmung nicht mehr richtig stattfinden kann, man ist in der Dämmerung und erst recht im Dunkeln kaum orientierungsfähig. Diese Erkrankung kann angeboren sein oder z. B. durch einen Vitamin-A-Mangel oder eine Degeneration der Netzhaut (Retinopathia pigmentosa) kommen.

5.2.4 Etwas „too much"

Dass die Hornhaut gekrümmt ist, ist zunächst einmal ganz normal und soll von Natur aus auch so sein. Bei einer regelmäßig gekrümmten Hornhaut wird das einfallende Licht gebündelt und als definierter Punkt auf die Netzhaut geleitet. Hat die Hornhaut aber eine Delle, spricht man von einer handfesten Hornhautverkrümmung, durch die das Licht nicht mehr zu einem Punkt, sondern zu zwei Brennlinien gebündelt wird, die an einen Strich oder Stab erinnern (daher auch der medizinische Fachbegriff „Astigmatismus", der „Nicht auf den Punkt" bedeutet bzw. Stabsichtigkeit). Das Sehen ist „verzerrt" bzw. Verschwommen. Bis zu 0,5 Dioptrien ist das vollkommen normal, also im physiologischen Bereich, wie man sagt. Darüber hinaus werden Hornhautverkrümmungen mit entsprechenden Gläsern/Kontaktlinsen ausgeglichen, die quasi das Gegenstück zu der „Delle" oder Unregelmäßigkeit in der Hornhaut bilden.

5.2.5 Zu groß geraten

Die Kurzsichtigkeit heißt so, weil Gegenstände in der Ferne nur verschwommen, Gegenstände in kurzer Reichweite hingegen scharf wahrgenommen werden können. Das liegt daran, dass der Augapfel etwas zu übermütig gewachsen und nun so groß ist, dass das einfallende Licht sich nicht genau auf, sondern vor der Netzhaut bündelt (Abb. 5.1b). Um das zu ändern, kann eine sog. Streulinse als Brillenglas vorgeschaltet werden, die den Lichtstrahl (und damit das Bild) nach hinten auf die Netzhaut verlagert, wo er hingehört (Abb. 5.1c).

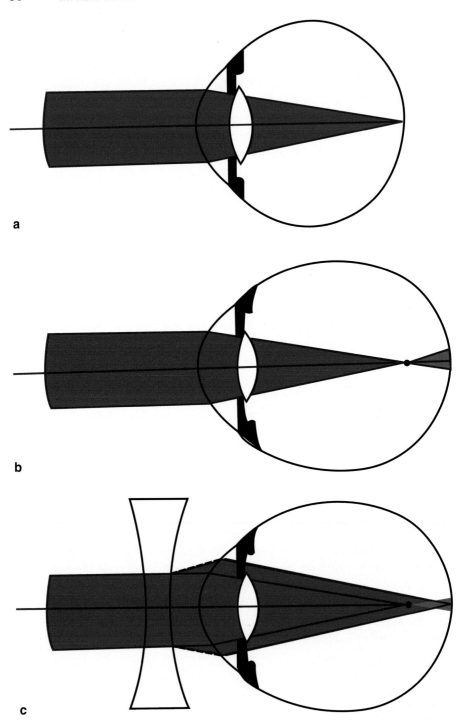

Abb. 5.1 Strahlengänge bei Normalsichtigkeit (die Lichtstrahlen treffen direkt auf die Netzhaut) und bei Kurzsichtigkeit (die Lichtstrahlen treffen vor der Netzhaut zusammen). (Aus Buselmaier 2016)

5.2.6 Zu klein geraten

Bei der Weitsichtigkeit werden Gegenstände in der Entfernung gut und scharf gesehen, Gegenstände in der Nähe hingegen nicht. Hier ist das Auge etwas faul gewesen mit dem Wachstum und dadurch zu klein. Die Lichtstrahlen sammeln sich quasi erst hinter der Netzhaut scharf auf einen Punkt. Um in diesem Fall das Sehen zu verbessern, wird mit Sammellinsen gearbeitet, die bewirken, dass sich die Lichtstrahlen schon weiter vorne – nämlich auf der Netzhaut, wo sie für ein scharfes Bild hingehören – bündeln.

So nebenbei …

Weitblick. Es gibt mittlerweile neure Studien, die einen Hinweis darauf geben, dass Tageslicht und Augenwachstum zusammenhängen: Tageslicht bremst ein zu starkes Wachstum der Augäpfel, wie es scheint, und damit auch die Entstehung von Kurzsichtigkeit (als Erinnerung: bei der Kurzsichtigkeit ist der Augapfel „zu groß", das entstehende Bild liegt vor der Netzhaut). Wir sind aber nicht mehr viel draußen (wo wir im Übrigen auch unsere Fernsicht viel stärker trainieren würden), sondern verbringen wesentlich mehr Zeit „Indoor" als früher, unser Auge muss vor allem Naharbeit leisten und sieht zudem die Sonne viel seltener als noch vor einigen Jahrzehnten. Ein gutes Gegenmittel wäre, sich mit Kindern mehr im Freien aufzuhalten und auch mal auf „Spähkurs" in den Wald zu gehen. In den letzten Jahren wurden immer wieder Stimmen laut – aus der Presse oder der Medizin – die beklagten, dass sich die Anzahl kurzsichtiger Kinder spürbar erhöht hat. Aber nicht nur bei Kindern, auch bei Erwachsenen nimmt die Anzahl an Kurzsichtigen immer mehr zu (fast die Hälfte der 25- bis 29-jährigen in Europa ist kurzsichtig). In den Industrienationen ist weltweit mindestens $\frac{1}{3}$ der Bevölkerung kurzsichtig, in manchen Großstädten Asiens sind es bis zu 90 %. Die Ursache dafür liegt nicht nur in den Genen (auch wenn Kinder von Eltern mit „größeren Augäpfeln" ein 4-fach höheres Risiko haben ebenfalls kurzsichtig zu werden wie Kinder, deren Eltern nicht fehlsichtig sind. Auch Zwillings- und Familienstudien belegen klar eine genetische Komponente. Es gibt etliche Genorte, die mit einer Kurzsichtigkeit in Verbindung gebracht werden, aber wie so oft ist die Vererbung nicht alles). Wäre es nur das, müsste man fragen, warum dann in den letzten Jahren die Anzahl an Kurzsichtigkeit derart zugenommen hat – das lässt sich nicht alleine über die Gene erklären. Auch die Umwelt spielt eine zentrale Rolle. Unsere moderne Gesellschaft, so scheint es, begünstigt die Entstehung von Kurzsichtigkeit zunehmend. Spannend dabei ist: Desto höher der Bildungsstand, umso höher auch der Anteil an kurzsichtigen Personen. Oder lapidar ausgedrückt: Wer viel über den Büchern brütet oder vor dem Computer arbeitet, der drillt sein Auge vor allem auf die Naheinstellung. Und Naharbeit ist für die Evolution (also „Weiter"-Entwicklung) unseres Auges ziemliches Neuland, gewohnt ist es anderes. Mit der Einführung der Schulpflicht (für ganz Deutschland geschah dies 1919) wurde auch ein anderes Maß an Naharbeit selbstverständlich. Bezeichnend ist, dass die Kurzsichtigkeit in Industrienationen häufiger ist als in Entwicklungsländern. Es spricht also vieles dafür, dass die frühe Beschäftigung mit Büchern, Indoor-Spielen und dem PC bis ins Erwachsenenalter die Entstehung einer Kurzsichtigkeit begünstigt. Häufiger rausgehen und den Blick schweifen lassen wäre da ein gutes Alternativprogramm.

5.2.7 Grauer/grüner Star

Zu den ernsteren Erkrankungen, die zu Sehstörungen am Auge führen können, zählen der sog. graue und der grüne Star.

Grauer Star

Vom **grauen Star** (oder fachsprachlich Katarakt) spricht man dann, wenn es zu Trübungen in der Linse und damit verbunden zum schlechteren Sehen kommt. Die Erkrankung kann bis zur Erblindung fortschreiten, deswegen wird häufig zu einer Operation geraten, bei der die eigene Linse durch eine künstliche klare Linse ausgetauscht wird.

Grüner Star

Der **grüne Star** hingegen hat mit der Linse gar nichts zu tun, sondern mit dem Sehnerv. Kommt es zu einem erhöhten Druck im Auge (z. B. dadurch bedingt, dass die Kammern, die mit Wasser gefüllt sind, eine Abflussstörung haben, man spricht von einem Glaukom), nimmt der Druck auf die Netzhaut und den Sehnerven immer mehr zu. Sehstörungen entstehen, es kann ebenfalls zur Erblindung kommen. Im akuten Glaukomanfall hat die Pupille einen grünlichen Schimmer, daher der Name. Wichtigste Therapie ist es, erst einmal den Druck zu senken. Liegt eine Abflussbehinderung vor, werden Medikamente verabreicht, die so tun, als seien sie der Parasympathikus persönlich und die Pupille engstellen. Dadurch entspannt sich der oben erwähnte Strahlenkörper und lässt mehr Platz für den Abfluss des Kammerwassers. Es kann aber auch sein, dass das gesamte Netzwerk einfach zu eng gebaut ist und es über die Jahrzehnte zu einem stetig steigenden Druck kommt. Dann ist die Operation bzw. Laserbehandlung ein therapeutischer Weg.

5.3 Der Wegweiser …

Sehstörungen oder -schwierigkeiten sind immer ernst zu nehmen, sie betreffen immerhin eines unserer wichtigsten Sinnesorgane. Trotzdem können sie, wie oben beschrieben, auch vollkommen harmlose Ursachen haben (wie z. B. bei den fliegenden Mücken). Ein kurzer Moment, in dem es mit der Sicht nicht so klappt wie sonst, kann schlicht daran liegen, dass das Auge sich erst scharfstellen muss, was eben bei Müdigkeit auch schon einmal länger dauern kann, oder vielleicht die Umgebungsluft zu trocken ist (wie im Winter bei zu viel Heizungsluft). Auch entzündliche Veränderungen am Auge gehen nicht selten mit vorübergehenden Beschwerden beim Sehen einher.

Aber wenn die Sicht dauerhaft oder immer wieder getrübt bzw. gestört ist, sollte dringend ein Arzt aufgesucht werden.

5.3.1 Who cares?

Natürlich ist bei Sehstörungen der Spezialist der Augenarzt (Ophthalmologe). Aber auch der Allgemeinmediziner und der Neurologe können – je nach Ursache – bei Sehschwierigkeiten die richtigen Ansprechpartner sein.

6

Muskelzucken

„Der Körper ist der Übersetzer der Seele ins Sichtbare".
Christian Morgenstern

Sie schaut sich im Spiegel prüfend an, denn spüren kann sie es genau. Aber sieht man auch etwas? Rechts, oben am Augenlid, immer wieder. Aber so genau sie auch hinschaut, es ist nicht zu sehen, was sie fühlt. Dieses lästige Zucken, was sie nicht beherrschen kann, was einfach kommt und geht, wie es ihm passt. Sie fühlt sich eigenartig aufgeliefert, wenn sie zwischen zwei Sätzen immer wieder das Gefühl hat, da klopft einer an. Ob es der gegenübersitzende Kunde auch sehen kann? Wenn sie Glück hat, verschwindet es wie beim letzten Mal nach ein paar Tagen von selbst wieder. Aber merkwürdig ist es schon und gerade jetzt, in dieser stressigen Phase, kann sie es absolut nicht gebrauchen.

6.1 Wie entstehen Muskelzuckungen?

Wie genau Muskeln sich zusammenziehen können, wurde schon etwas ausführlicher in Kap. 1 beschrieben. Noch einmal kurz zur Erinnerung: Die kleinsten Bau- bzw. Funktionseinheiten des Muskels liegen reißverschlussartig übereinander und heißen „Myosin" und „Aktin". Zusammen bilden sie ein Sarkomer – quasi einen Minimuskel (Abb. 6.1). Kommt nun ein Nervenimpuls, eilen die Laufboten an Ort und Stelle (hier ist vor allem das Kalzium wichtig) und es schmiegt sich Myosin in einem bestimmten Winkel an das Aktin. Das ist Muskelzucken en miniature. Und was eine Einheit kann, kann auch die daneben-, darüber- und darunterliegende. Wenn alle an einem (Muskel-)Strang ziehen, kommt es zum sichtbaren Zusammenziehen des Muskels.

© Springer-Verlag GmbH Deutschland, ein Teil von Springer Nature 2021
M. Kahl-Scholz, *Symptome als Wegweiser*, https://doi.org/10.1007/978-3-662-59296-0_6

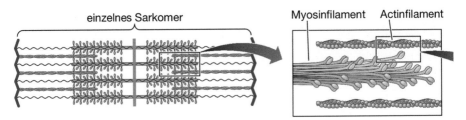

einzelnes Sarkomer   Myosinfilament   Actinfilament

Abb. 6.1 Ein Sarkomer ist die kleinste funktionelle Einheit eines Muskels und besteht aus Aktin und Myosin, die – sofern sie sich ineinander legen – zur Kontraktion führen. (Aus Markl et al. 2019)

So nebenbei …

Wozu der ganze Spaß? Warum ist das eigentlich wichtig, dieses Zusammenziehen? Was bewirken Muskeln damit? Gehen wir gemeinsam zurück zu den Basics der Anatomie: Wir bestehen aus 206 Knochen (+/− ein paar Sonderausstattungen, die man eventuell mit in die Wiege gelegt bekommt, z. B. eine „Halsrippe", die sonst für Reptilien typisch ist), dem Skelett, das uns aufrecht hält. Diese Knochen für sich genommen können aber erst einmal: Nix! Ein Skelett zum Üben der unterschiedlichen Sehnenansätze, wie man es oft im Medizinstudium während des Präparationskurses verwendet (und das ebenso gerne mit Hut, Schal oder sonstiges Accessoires verschönert wird), steht stumm und schlapp im Raum, bis man selbst den knöchernen Arm hebt oder den dürren Unterschenkel vorschiebt. So stabil die Knochen sind, beweglich sind sie sicher nicht. Und da kommen die 250 Muskeln ins Spiel, die zur Grundausstattung unseres Körpers gehören. Sie haben die außerordentliche Fähigkeit, sich zu verkürzen und anschließend wieder zu verlängern (Anspannung/Entspannung). Gut versorgt durch Arterien, Venen, Lymphgefäßen und natürlich durch unsere Nerven an Strom angeschlossen, reagieren die meisten von ihnen gehorsam unserem Befehl. Über Sehnen sind sie an unterschiedlichen Ursprungs- und Ansatzpunkten der Knochen verankert – und das gerne auch mal über zwei Knochen hinweg. Ein klassisches Beispiel: Jeder kennt den Muskel, der sich so in den Vordergrund drängelt, wenn man „Muckis zeigen" und Popeye spielen soll, also der Oberarmmuskel. Dieser Muskel heißt in der Medizin vornehm Musculus biceps brachii oder kurz „Der Bizeps". Seinen Ursprung nimmt der Bizeps an unserem Schulterblatt, findet dann seinen Weg über unseren Oberarm und setzt an unserer Speiche am Unterarm an. Ein ziemlich langer Weg für einen, der sich eigentlich nur am Oberarm blicken lässt. Die Idee, die die Natur da ausgeheckt hat, erinnert ein bisschen an das Prinzip eines Seilzuges. Über die beiden festen Verankerungen an Unterarm und Schulterblatt sorgt ein Zusammenziehen des Bizeps dafür, dass der Muskel sich verkürzt und den Unterarm „nach oben holt" zum Unterarm – er wird gebeugt. Jeder Mitspieler beim Muskelspiel hat auch einen Gegenspieler – in diesem Fall den Musculus triceps brachii, der an der unteren Seite unseres Oberarms auf die Aktion des Bizeps lauert und dafür sorgt, dass der Unterarm sich wieder nach unten bewegt, also gestreckt wird. Und so wird aus einem leblosen Oberarmknochen eine dynamisch-bewegliche Funktionseinheit. Muskeln ermöglichen uns überhaupt erst, dass wir unser knöchernes Grundgerüst bewegen können, dass wir laufen, singen und lachen (denn auch der Kehlkopf und die Stimmbänder wären nichts ohne entsprechende Stellmuskeln, allein die Gesichtsmuskeln sind eine 50-Mann-starke Artistentruppe), Dinge greifen, die Augenbrauen zupfen oder am Auto schrauben können.

Zurück zum Grundmechanismus der Muskelanspannung/-entspannung: Aktin und Myosin lösen sich wieder aus ihrer innigen Umarmung, wenn ein bestimmter Kraftstoff, das Adenosintriphosphat (ATP) dazukommt, der wiederum nur dann zur Verfügung stehen kann, wenn wir atmen und Sauerstoff in unseren Körper gelangt.

Das Wechselspiel aus Zusammenfinden und Loslassen, was die beiden Protagonisten immer wieder vollziehen, sorgt dafür, dass unsere Muskeln und dadurch auch unsere Skelettanteile sich bewegen.

So nebenbei ...

Muskelprotz. Muskeln kann man auf die Sprünge helfen, indem man sie durch „Krafttraining" trainiert. Gibt man ihnen immer wieder viel zu arbeiten, z. B. in Form von schweren Gewichten, die sie anheben müssen, beginnen die Muskeln darauf zu reagieren – sie wollen sich ja nicht sagen lassen, dass sie zu schlapp wären. Dadurch erhöht sich die Kraft an sich, aber auch der Muskel wird insgesamt ausgeprägter und breiter (es kommt zum „Muskelaufbau"). Anabolika sorgen dafür, dass mehr Proteine gebildet und für den Aufbau von Muskeln verwendet werden können. Die Muskulatur besteht zu einem großen Teil aus Eiweißen und braucht sie also Grundbaustein, um anbauen zu können. Allerdings: Kein Mittel ohne Nebenwirkungen. Anabolika – allen voran Steroide wie das Testosteron – bringen ziemlich viel Chaos in den Hormonhaushalt. Neben der sogenannten Steroidakne werden Leber und das Herz-Kreislauf-System angegriffen – von den unschönen Auswirkungen auf die sexuellen Funktionen ganz zu schweigen.

Noch eine kurze Erklärung zu dem, was in der Medizin als „willkürlich" und „unwillkürlich" bezeichnet wird, wenn es um den Einsatz von Muskeln geht. Es gibt Muskeln, die wir ganz bewusst selbst steuern können: den schon genannten Bizeps zum Beispiel. Wenn Sie sich gerade denken: „Ich möchte gerne den Arm beugen.", na, dann tun Sie das! Wenn Sie lächeln möchten, werden die dafür nötigen Gesichtsmuskeln angespannt und wenn Sie sehr verärgert sind, reckt sich manchmal ein bestimmter Finger keck in die Höhe. All das steuern Sie willkürlich – also von Ihrem eigenen Willen geleitet – von Ihrer zentralen Schaltzentrale, dem Gehirn, aus. Dort sitzen aber auch noch Bereiche, in denen Sie nichts zu melden haben und schlicht bewusst nicht mitmischen können, die ganz ohne Ihren Willen – unwillkürlich – tun und lassen, was sie selbst wollen. Und das ist gut so! Wir haben so viele Muskeln mehr, als die, die Arme, Beine und Gesicht in Bewegung versetzen. Das Herz zum Beispiel ist ein kleiner pumpender Kraftprotz – ohne seine speziellen Muskelfasern könnte es gar nicht so viel Blut in den Kreislauf schleudern, dass auch noch die letzte, noch so kleine Zelle davon versorgt werden würde. Oder der Darm – ein verdammt wichtiger und häufig unterschätzter komplexer Freund, der ohne Muskeln in den Wänden an all dem Essen, das wir täglich zu uns nehmen, ersticken müsste. Nur durch die Darmwandmuskeln wird die Nahrung immer weiter in die richtige Richtung und schließlich zum Exit geschoben – natürlich nicht, bevor sich der Darm fein säuberlich all das raussortiert hat, was dem Körper nützlich sein oder als Vorratsspeicher dienen könnte.

Stellen Sie sich jetzt mal vor, Sie müssten sich pro Stunde 4800-mal willkürlich darauf konzentrieren, dass Ihr Herz schlägt, oder regelmäßig nach einer Mahlzeit Ihren Darm dazu auffordern, er möge doch bitte dafür sorgen, dass die Nährstoffe im wahrsten Sinne voran machen. Sie kämen nicht zum Arbeiten, geschweige denn dazu, an etwas anderes als an diese Aktionen zu denken. Es ist also sehr wirtschaftlich und klug, dass wir diesen Job nicht wirklich übernehmen müssen, sondern dankbar dem Autopiloten übergeben können.

Soweit zu dem, was überhaupt passiert, wenn sich Muskeln anspannen. Warum kommt es aber auch manchmal einfach so – ohne, dass man es sich willkürlich herbeiwünschen würde – zu Muskelzuckungen? Die ungewollten Muskelbewegungen heißen auch Faszikulationen und entstehen durch blitzartige Impulse des Gehirns, die dafür sorgen, einzelne Muskeln oder Muskelgruppen in Aktion zu versetzen (nicht zu verwechseln mit den „Tics“, wie ständiges Blinzeln oder Räuspern). In der Regel liegt eine harmlose Ursache zugrunde (Abschn. 6.2).

So nebenbei

Tics. Das Wort Tic kommt aus dem Französischen (für „Zucken“) und beschreibt ebenfalls (unwillkürliche) Muskelzuckungen, die allerdings regelmäßig oder unregelmäßig wiederkehren und auch ganze Muskelgruppen betreffen können (einige Beispiele sind das Schulterzucken, ruckartige Kopfbewegungen, Hochziehen der Augenbrauen usw.). Neben Bewegungstics kann es auch zu sog. Lauttics kommen (am ehesten bekannt durch das Tourette-Syndrom, bei dem die Betroffenen zusammenhangslos Wörter in den Raum werfen oder sich nicht ganz jugendfrei äußern können. Auch die Wiederholung eigener oder von anderen gehörten Worten kann im Zusammenhang mit Tourette auftreten). Kurzum: Es besteht ein merklicher Unterschied zu den Muskelzuckungen, wie sie bisher hier beschrieben wurden.

Faszikulationen haben keinen Effekt (dienen also nicht dazu, Punkt A gegen Punkt B zu bewegen). Manchmal sind sie als feines Zucken oder Zittern unter der Haut sichtbar, verursachen keine Schmerzen und werden in der Regel als harmlos eingestuft.

6.2   Wie zeigen sich Muskelzuckungen?

Die klassischen Kandidaten für Faszikulationen sind das Augenlid oder die Muskeln am Arm oder den Beinen. Möglich sind sie letztlich aber überall – selbst das Zwerchfell kann von den lästigen Zuckungen heimgesucht werden. Sie können nur kurz auftreten oder innerhalb einer gewissen Zeitspanne immer mal wieder. Meist treten sie aber von selbst wieder den Rückzug an.

Wie oben schon beschrieben sind sie in der Regel kein Anzeichen für eine wirkliche Erkrankung, die zugrunde liegt, sondern können durch bestimmte Faktoren begünstigt bzw. ausgelöst werden:

1. **Stress**: Es geht von einem Termin zum nächsten, auch mitten in der Nacht noch in Gedanken, sodass an Schlaf kaum zu denken ist – der Körper steht im wahrsten Sinne unter Strom. (Stress-)Hormone werden ausgeschüttet, die helfen sollen, die gefühlten Dauerherausforderungen zu bewältigen – was aber für einen gesunden Schlaf dezent kontraproduktiv ist. Da wundert es nicht, dass es zur Überlastung des (neuronalen) Netzes kommt. Muskelzuckungen können eine Folge davon sein, denn auch die Muskeln werden durch die Hormonlage in das Schlummer- oder Alarmstadium versetzt. Da hilft es nur, einen Gang runterzuschalten und das als sanften Wink zu verstehen, es möge doch bitte etwas ruhiger werden.

2. **Mineralstoffmangel**: Fehlen uns bestimmte Mineralstoffe, wie z. B. Natrium, Magnesium oder Kalzium (was etwa nach einer ausgeprägten Magen-Darm-Grippe der Fall sein kann, bei der nicht nur viel Flüssigkeit, sondern eben auch Elektrolyte verloren gehen), kann auch das zu Beschwerden wie den Faszikulationen führen, weil etwa die Nervenfeuerrate sich bei bestimmten Elektrolytungleichgewichten verändert. Abhilfe können Elektrolytlösungen oder die gezielte Einnahme von Magnesium oder Kalzium schaffen. Hier gilt aber: Am besten erst einmal checken lassen, ob auch wirklich ein Mangel besteht. Viel hilft nicht immer viel.

3. **„Stimulanzien"**: Darunter versteht man Substanzen, die uns stimulieren, also anregen. Dazu zählen zum Beispiel das Koffein in Kaffee oder das Taurin in einigen Energy-Drinks. Zu viel davon kann zum „Maximum Overload" und damit dann auch zu den lästigen Muskelzuckungen führen.

4. **Unterzuckerung**: Ist zu wenig Zucker vorhanden (liegt also eine sog. Hypoglykämie etwa im Rahmen eines Diabetes mellitus vor), können die Folgen ebenfalls Faszikulationen sein.

5. **Medikamente**: Manche Medikamente führen dazu, dass es als Nebenwirkung zu Muskelzuckungen kommt. Dazu zählen z. B. Lithium (das bei bestimmten psychischen Störungen verschrieben wird), Salbutamol (das bei Asthma bronchiale zum Einsatz kommt) oder Methylphenidat (das bei ADHS oder Narkolepsie eingesetzt wird). Nimmt man also seit neuestem Medikamente, die man vorher nicht eingenommen hat, lohnt sich der Blick in den Beipackzettel.

6.3   Der Wegweiser …

Wie bereits erwähnt sind vorübergehende kleine Muskelzuckungen nichts, was Grund für Angst oder Sorgen sein sollte. Vielleicht lässt sich bei den unter Abschn. 6.2 genannten Auslösern schon ein Übeltäter dingfest machen.

Treten sie immer wieder auf oder andere Symptome hinzu bzw. sind mehrere Stellen gleichzeitig oder schmerzhaft vom Zucken betroffen, dann ist es sinnreich, einen Arzt aufzusuchen.

6.3.1 Who cares

Erster Ansprechpartner ist hier zunächst der Hausarzt. Er kann zunächst die richtigen Fragen stellen und Untersuchungen durchführen, um die möglichen Auslöser einzugrenzen. Für die Ursachen, die tatsächlich krankhaft sein könnten, wenn es um Muskelzuckungen geht, ist dann als Facharzt am ehesten der Neurologe zuständig.

7

Schlafstörungen

„Drei Dinge helfen, die Mühseligkeiten des Lebens zu tragen: Die Hoffnung, der Schlaf und das Lachen".
Immanuel Kant

„Vielleicht geht es doch auf der linken Seite? Oder eher auf der rechten?" Saskia wirft sich schon seit über einer Stunde unruhig in ihrem Bett hin und her. Ein Blick auf das Handy zeigt ihr, dass es 00:30 ist. Sie ist hundemüde, der Tag war lang und vollgestopft und die Nächte davor kurz und unruhig. Das einzige, was sie will, ist schlafen. Aber er kommt nicht, der heißersehnte, dringend benötigte Schlaf. Und umso mehr sie ihn sich herbeisehnt, desto unruhiger wird sie.

7.1 Wie entstehen Schlafstörungen?

7.1.1 Wozu eigentlich Schlaf?

Schlafen ist für uns so wichtig wie essen und trinken, auch wenn man das im ersten Moment nicht wirklich glauben mag. Ohne Schlaf fahren unsere Systeme – allen voran unser Schutzschild „Immunsystem" – so herunter, dass wir von allen Seiten angreifbar werden, mitunter so schlimm, dass wir in lebensbedrohliche Situationen geraten könnten. Für eine gewisse Zeit kann der

---

Ergänzende Information Die elektronische Version dieses Kapitels enthält Zusatzmaterial, das berechtigten Benutzern zur Verfügung steht https://doi.org/10.1007/978-3-662-59296-0_7. Die Videos lassen sich mit Hilfe der SN More Media App abspielen, wenn Sie die gekennzeichneten Abbildungen mit der App scannen.

Körper Schlafmangel noch tolerieren, aber irgendwann lässt er uns nicht mehr mitreden, sondern schaltet selber den Schalter auf „Aus": Der längste, gut dokumentierte quasi-experimentelle totale Schlafentzug beim Menschen betrug 11 Tage, ab Nacht 3 war aber Schluss mit der Willensstärke und ein Wachbleiben nur möglich mit fremder Hilfe.

Schlaf – das hört sich zwar gemütlich, aber auch ein wenig nach vertaner Zeit an, wozu genau ist dieser Zustand eigentlich gut und Störungen dieses Zustandes so gar nicht?

Schlaf ist zunächst ein Zustand, in dem unser Bewusstsein und im Grunde fast alle anderen Funktionen unseres Körpers im Leerlauf oder allerhöchstens im ersten Gang sind. Wie bei vielen anderen Lebewesen nutzen wir die Zeit, in der es dunkel und kalt ist und die sich nicht wirklich für Aktivität eignet – die Nacht –, um selbst zu ruhen. Deswegen ist auch das Tageslicht einer unserer wichtigsten Takt- bzw. Zeitgeber (s. u.). Aber nicht nur dir Helligkeit gibt den Beat vor, auch andere, sog. „soziale" Zeitgeber helfen uns dabei, ohne Blick auf die Uhr in etwa einschätzen zu können, wo in etwa wir uns innerhalb von 24 Stunden befinden. Zu diesen Taktgebern zählen z. B. Motorenlärm, Vogelgezwitscher, das Läuten der Kirchenglocke, aber auch der Duft von frischen Brötchen aus der Bäckerei von nebenan. All unsere Sinne sind also beteiligt, um „Nacht" von „Tag" zu unterscheiden.

Abgesehen von den bisher genannten Metronomen gibt es in uns kleine „Funkuhren", die auf die äußeren Reize reagieren und den sog. zirkadianen Rhythmus mit aufrechterhalten (zirkadian kommt von circa = ungefähr und dies = Tag, also den Rhythmus, der circa einen Tag vorgibt bzw. uns wissen lässt, dass ein Tag vergangen ist). Das Licht, das auf die Netzhaut fällt, trifft hier auf ganz spezielle Messinstrumente, die dem Gehirn melden: „Aufwachen, es ist Tag, wir müssen aktiv werden.". Das findet einmal auf ganz kleiner, molekularer Ebene statt, indem unsere Gene bestimmte Eiweiße (sog. Clock-, also Uhr-Proteine) herstellen und tagsüber ausschütten, die abends nicht mehr vorhanden sind. Andererseits spielen aber Hormone eine wichtige Rolle, wie das Melatonin und das Cortisol.

So nebenbei ....

Melatonin wird vor allem im sog. Mittelhirn, in der Zirbeldrüse aus Serotonin hergestellt und hilft uns maßgeblich dabei, einen gesunden Schlaf-Wach-Rhythmus aufrechtzuerhalten. Licht ist die natürliche Schranke, die dafür sorgt, dass kein Melatonin hergestellt wird. Wird es dunkel, heißt das für die Melatoninherstellung: Bahn frei! Es wird kräftig produziert, im Laufe der Nacht sogar vermehrt, bis um ca. 03:00 h nachts das Maximale rausgeholt wurde, danach sinkt die Kurve wieder. **Cortisol** fungiert ein bisschen wie ein Gegenspieler zum Melatonin. Da wundert es nicht, dass es die Führung übernimmt, wenn Melatonin seine bereit ist abzugeben: gegen 02:00 oder 03:00 Uhr morgens beginnen die Nebennieren auf Geheiß der Hypophyse hin, vermehrt Cortisol herzustellen und uns dabei zu helfen, natürlich aufzuwachen. Die Produktion erfolgt aber nicht kontinuierlich, eher erhalten wir immer wieder einen kleinen „Schuss" Cortisol, das dann immer lauter anklopft und „Aufstehen" ruft. Zwischen 8 und 10 Uhr erreicht das Hormon seinen Höhepunkt. Ab diesem Zeitpunkt fallen die Cortisolwerte über den Tag hinweg und erreichen gegen Mitternacht ihren Tiefpunkt.

Die Menge, die jeder Mensch an Schlaf braucht, um für den Tag leistungsstark und gut gerüstet zu sein, ist zum einen individuell und zum anderen von Alter und Tageszustand abhängig. Nehmen wir zum Beispiel ein neugeborenes Baby: mit nur 9 Stunden Schlaf käme es lange nicht aus, das Doppelte wäre eher das normale Schlafpensum eines so kleinen Menschen. Ein erwachsener Mensch braucht in der Regel 7–8 Stunden Schlaf, wobei diese Zahl im Alter meist etwas nach unten korrigiert werden muss.

Das, was unser Körper dann quasi „im Schlaf" macht, ist kurz zusammengefasst (Abb. 7.1):

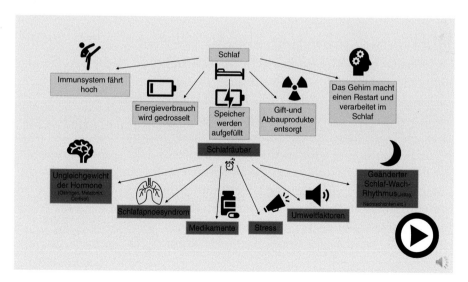

Abb. 7.1 (Video 7.1) Was uns der Schlaf bringt und wer ihn uns raubt (▶ https://doi.org/10.1007/000-20w)

- Wir drosseln unseren Energieverbrauch. Vor allem im Tiefschlaf benötigt der Körper wesentlich weniger Energie als am Tag. Einzig das Gehirn wird weiterhin konstant mit der gleichen Energiemenge versorgt, die es auch tagsüber braucht.
- Wir erholen uns. Nach einem guten und ausreichenden Schlaf fühlen wir uns „wie neugeboren". Das ist unser eigenes Empfinden. Aber tatsächlich erholt sich auch unser Körper etwas, wenn wir im Ruhezustand des Schlafs sind. Zuckerspeicher werden aufgefüllt, Proteine hergestellt, Gift- und Abbauprodukte verstärkt abtransportiert. Und vor allem unser Immunsystem arbeitet auf Hochtouren. Wenn wir zum Beispiel krank waren oder uns körperlich sehr verausgaben, nimmt in der Folge der Delta-Schlaf zu, der Körper holt sich also mehr Regenerationszeit zurück. Nicht ohne Grund heißt es, dass man sich „gesund schläft".
- Unser Gehirn „fährt runter". Wenn wir tagsüber Informationen (also auch jede Art von Reiz) verarbeiten, sorgt das für eine starke Aktivierung von „Verarbeitungswegen" bzw. synaptischen Verschaltungen im Gehirn. Um diese starke Aktivität wieder runterzufahren, um für den nächsten Tag neu bei „Null" starten zu können, benötigt das Gehirn den Schlaf.
- Wir trainieren unser Gedächtnis: Lernen wir etwas, z. B. Vokabeln oder eine neue Fähigkeit, und schlafen danach für eine gewisse Zeit, können wir das Gelernte meist besser erinnern und wiedergeben.

7.1.2 Schlafräuber

Tatsächlich leiden viele Millionen Menschen an behandlungsbedürftigen Ein- und Durchschlafstörungen (allein in Deutschland 6–10 % der Bevölkerung, und zwar nicht nur Erwachsene, sondern erschreckenderweise zunehmend auch Kinder und Jugendliche). Die Gründe können vielfältig sein (Abb. 7.1), hängen aber nicht selten mit unserem gesellschaftlichen Rhythmus zusammen: 24/7. Ständige Erreichbarkeit, zunehmende Schichtarbeit, immer mehr persönlich als stressig empfundene Lebensweisen – all das speist unseren Körper dauerhaft mit Strom, bis er die Fähigkeit verliert, von allein wieder herunterzufahren. Zu viel elektrisierender Input zieht eine hohe Produktion an Stresshormonen nach sich, was ein Grund für Schlaflosigkeit sein kann (s. u.). Darüber hinaus gibt es aber auch andere Ursachen, wie…

... Medikamente

Bestimmte Medikamente können als Nebenwirkungen Schlafstörungen zur Folge haben. Dazu gehören u. a. Mittel gegen Bluthochdruck (wie etwa Betablocker) oder bestimmte (antriebssteigernde) Medikamente gegen Depressionen. Es lohnt sich in jedem Fall, einen Blick in den Beipackzettel zu werfen, wenn komischerweise der Schlaf zum Problem geworden ist, seitdem ein neues Medikament eingenommen wird.

Hormone (Wechseljahre, Cortisolüberschuss etc.)

In den Wechseljahren kommt es bei Frauen sehr häufig zu einer gestörten Nachtruhe. Die sich verändernden Hormonspiegel bringen Unruhe in das zerbrechliche Gleichgewicht von schlaffördernden und schlafhemmenden körpereigenen Substanzen. Allen voran sinkt das Östrogen, das für einen guten Tiefschlaf verantwortlich ist. Auch ein zu viel an Cortisol – dem Stresshormon – (Abschn. 7.1.1) kann dazu beitragen, dass im Wechselspiel zwischen ihm und Melatonin das Cortisol die Überhand gewinnt.

Melatoninmangel Weiter oben wurde es schon erwähnt: Melatonin ist unsere natürliche Schlafpille. Geht die Sonne auf, geht das Melatonin in den Ruhezustand, geht sie unter, tritt es auf die Bildfläche und sorgt dafür, dass wir ins Reich der Träume finden. Ist zu wenig Melatonin vorhanden, kann es zu Schlafstörungen kommen. Mit zunehmendem Alter geschieht das ganz von selbst, sodass dann auch eine höhere Gefahr besteht, nicht mehr vernünftig ein- oder durchschlafen zu können. Natürlich tragen auch Schichtarbeiten (s. u.), Arbeiten vor einem Bildschirm (der uns weißmacht, es sei immer noch Tag, s. o.) und Reisen in andere Zeitzonen (s. u.) dazu bei, dass unser Körper nicht mehr „richtig in den Rhythmus" findet.

Cortisolüberschuss Cortisol ist ein ziemlicher Allrounder, aber in Bezug auf den Schlaf-Wach-Rhythmus ist vor allem seine Rolle als Stresshormon wichtig, das unseren Stoffwechsel anregt und uns wachmacht. Bei Fehleinstellungen, also einem „Zu viel" (s. o.), können wir nicht in den Leerlauf oder den ersten Gang schalten. Wer viel Stress hat, sich viele Gedanken macht, kommt nachts nicht zur Ruhe und fährt einfach das Tagespensum weiter hochtourig im 4. oder 5. Gang. Ein hoher Cortisolspiegel kann aber auch das Herz-Kreislauf-System belasten mit teilweise schweren Folgen:

Herzinfarkte und Schlaganfälle treten gehäuft in den Morgenstunden um den Zeitpunkt des Erwachens auf.

… Stress

Gestresst sein, das heißt gehetzt, abrufbar und immer aktiv sein. Aber „immer aktiv" ist keine natürliche Betriebseinstellung in unserem Körpersystem. Ruhepausen sind genauso wichtig, wie Aktivität. Wer permanent in der Turbo-einstellung den Alltag meistert, sorgt dafür, dass immer mehr Hormone ausgeschüttet werden, die uns wach und aktiv halten. Das kann unser Körper das ein ums andere Mal tolerieren, aber nicht als Dauerzustand. Wie bei einem Trampelpfad, der sich immer mehr einebnet, wenn man ihn oft betritt, zeichnen sich die hormonellen Veränderungen durch Dauerstress in unserem Körper ab – eine festgetretene Spur davon sind Schlafstörungen.

Aber auch Sorgen können Schlafräuber sein. Wenn die Gedanken immer wieder dieselbe Kreisbewegung machen, Grübeleien sich vor das Schäfchen-zählen drängen oder Ängste das innere Licht anknipsen, ist an Schlaf nicht zu denken. Wie auch, der Körper erhält das Signal, es gäbe da eine problemati-sche Situation, die es zu lösen gilt, und die auch noch morgen und übermor-gen von Belang sein wird. Nicht selten entsteht dann ein Teufelskreis, denn ein müder Kopf ist bekanntlich kein guter Berater, um ein Problem anzugehen.

„Umweltfaktoren" wie Geräusche/Bildschirmlicht etc.

Anfang des 19. Jahrhunderts fuhren noch die Laternenanzünder durch die Städte und sorgten dafür, dass die Straßen – wenn auch schwach und funzelig, aber dennoch – beleuchtet waren. Die Lichter, die es vor rund 100 Jahren gab, waren alles andere als strahlende Quellen in der Nacht. Das ist heute anders. Es gibt so viel, das uns vorgaukelt: Die Nacht wird zum Tag. Laute Geräusche, helles Bildschirmlicht und die beleuchteten Städte. Klar, dass unser Melato-nin da manchmal nicht so recht unterscheiden kann, was natürlich oder künstlich ist, und wann es nun gehen oder bleiben darf.

Aus dem Rhythmus
Nachtschichten

Nacht-/bzw. Schichtarbeit ist für unseren zirkadianen Rhythmus echtes Gift. Das eine ist sicher das ohnehin vorhandene „Leistungstief" zwischen 2–5 Uhr, in denen das Melatonin den weiterarbeitenden beratungsresistenten Menschen quasi schon anschreit: „Bist Du taub? Ruhe! Schlafen!" und die damit erhöhte Gefahr von Arbeitsunfällen. Das andere ist, dass es mittlerweile Studien gibt, die belegen, dass Schichtarbeit das Risiko für verschiedene Erkrankungen, ins-besondere für Magen-Darm-Störungen und Herzerkrankungen sowie für einige Krebsformen, erhöht und dass Schichtarbeiter etwa haben auf dem Nachhauseweg ein bis zu achtfach erhöhtes Unfallrisiko haben. Trotzdem sind in Krankenhäusern – und nicht nur da – zwölf Stunden Arbeit am Stück und Pausenzeiten von weniger als elf Stunden zwischen den Schichten nicht selten.

Jetlag

Fliegen wir durch unterschiedliche Zeitzonen, ist es plötzlich Nacht, wo gerade noch Tag war oder andersherum. Als Jetlag bezeichnet man eine Störung des biologischen (Schlaf-)Rhythmus aufgrund der mit weiten Flugreisen verbundenen Zeitunterschiede – und da reichen schon ein paar wenige Stunden aus, es muss nicht ein ganzer Tag Zeitverschiebung sein.

Delayed-Sleep-Phase-Syndrom

Beim Delayed-Sleep-Phase-Syndrom liegen die Ursachen in handfesten Störungen des neurologischen Systems. Es gelingt dem Betroffenen nicht mehr, eine einmal eingetretene Phasenverschiebung in Richtung Später-zu-Bett-gehen wieder rückgängig zu machen.

Lauter Laute

Manchmal sind es aber auch Atemprobleme, die die Ursache sein können, und die nicht selten bei schnarchenden Schläfern auftreten. Schlafapnoe – das heißt so viel, wie Atemstillstand im Schlaf und genau das passiert den Betroffenen auch des nachts: Sie haben, ohne es zu merken, immer wieder Atemaussetzer. Meistens liegt der Grund in einer zu schlaffen Gaumen- oder Schlundmuskulatur. Evtl. verstärkende Faktoren sind eine übergroße Zunge, übergroße Rachenmandeln oder ein zu weit zurückliegender Unterkiefer

Um herauszufinden, ob es sich tatsächlich um ein Schlafapnoesyndrom handelt, müssen zum einen Untersuchungen im Rachenraum erfolgen (Liegen vielleicht von vornherein anatomische Besonderheiten vor, die die Entstehung eines Schlafapnoesyndroms verstärken?), eine Fremdanamnese gemacht werden (Schnarcht der Patient? Ggf. mit Atemaussetzern?) und im Schlaflabor die tatsächliche Schlafqualität untersucht werden.

7.2 Wie zeigen sich Schlafstörungen?

7.2.1 Insomnie

Schlafstörung ist nicht gleich Schlafstörung. Zum einen muss zunächst unterschieden werden, ob das, was von einem selbst (also subjektiv) als Störung der Nachtruhe empfunden wird, auch per se eine krankhafte Veränderung des Nachtrhythmus ist. Nicht selten kann im Schlaflabor die schlechte Schlafqualität nicht so festgestellt werden, wie sie der Betroffene empfindet. Auch

Menschen, die morgens „völlig gerädert" aufwachen und berichten „kein Auge zugetan" zu haben, haben in der Regel ein paar Stunden geschlafen. Ob tief und erholsam, ist allerdings die andere Frage.

So nebenbei …

„Völlig gerädert zu sein". Woher kommt bitte diese Redewendung? Aus einer sehr düsteren Zeit, in der Foltermaßnahmen an der Tagesordnung waren. Ursprung ist nämlich eine alte Hinrichtungsart. Einem Straftäter wurden mit einem schweren Rad die Arme und Beine mehrfach gebrochen. Anschließend wurde der Körper auf ein großes Rad gebunden und öffentlich zur Schau gestellt.

Schlaflosigkeit wird in der Medizin auch als „primäre Insomnie" bezeichnet. Somnus bedeutet im Lateinischen der Schlaf, und das „in" davor so viel wie „ohne" oder „nicht". Solch eine Schlaf'losigkeit" heißt nicht, dass es zu gar keinem Schlaf in der Nacht kommt, aber dass das **Ein**schlafen oder das **Durch**schlafen in der einen oder anderen Weise gestört sind – und zwar in einem Maße, durch das der normale Tagesablauf nicht mehr ohne weiteres bzw. nur mit größeren Anstrengungen bewältigt werden kann. Man wacht viel zu früh auf oder mitten in der Nacht und findet nicht mehr in den Schlaf bzw. kommt erst gar nicht ins Reich der Träume. Passiert dies mindestens dreimal die Woche einen Monat lang, werden Mediziner hellhörig, denn selbst eine vorübergehende Störung eines gesunden Schlafrhythmus kann schon enorme Auswirkungen auf sämtliche Körpersysteme haben. Tagsüber gesellen sich Schläfrigkeit und mangelnde Aufmerksamkeit zu Reizbar-, Ängstlich- und Ruhelosigkeit.

Neue Studien zeigen Zusammenhänge zwischen Schlafmangel und Übergewicht, aber auch Diabetes, dem Bluthochdruck, Herzerkrankungen, Schlaganfall, Depressionen und geschwächter Immunabwehr. Und das auch bei gesunden Menschen, bei denen kurzfristige Schlafstörungen ebenfalls zu erheblichen Veränderungen der Immunfunktion führen können. Eine Untersuchung hat z. B. gezeigt, dass bei Menschen mit Schlafstörungen, die sich einer Hepatitis-A-Impfung unterziehen, der Antikörpertiter niedriger ist als bei Gesunden. Oder anders gesagt: Das Immunsystem ist einfach zu müde, um volle Power zu geben und so viele Antikörper gegen die Eindringlinge (bzw. deren Überreste) des Impfstoffes ins Feld ziehen zu lassen, wie üblicherweise und im ausgeschlafenen Zustand.

Ein Schlafentzug über Jahre, so haben Studien gezeigt, erhöht sogar das Risiko für Fettleibigkeit und Diabetes mellitus, da das gesamte Hormonsystem ins Wanken gerät.

7.2.2 Parasomnie

Unter einer Parasomnie versteht man Schlafstörungen, die mit einem besonderen, nicht unbedingt für schlafende Menschen klassischen Verhalten einhergehen. Dazu zählen Schlaftrunkenheit, Schlafwandeln und der bei Kindern nicht selten auftretende Nachtschreck (Pavor nocturnus).

So nebenbei …

Nachtschreck. Max ist 4 Jahre alt und hat bis eben noch ruhig geschlafen. Plötzlich steht er auf, geht aus dem Kinderzimmer und ruft „Mami" durch den Flur. Er geht weiter durch die Räume, seine Mutter ist längst wachgeworden und steht neben ihm, redet auf ihn ein, dass sie doch da sei. Aber Max scheint sie nicht wahrzunehmen, rennt weiter durch die Wohnung und fängt an zu weinen, weil er seine Mutter nicht finden kann. Seine Mutter nimmt ihn vorsichtig auf den Arm, redet leise und beruhigend auf ihn ein und trägt ihn zurück zum Bett. Max legt sich hin und schläft ein, als wäre nichts gewesen. Am nächsten Morgen weiß er von nichts mehr. Max hat schlafgewandelt, was man in der medizinischen Fachsprache Somnambulismus nennt. Genaue Zahlen zu den Betroffenen gibt es nicht, aber man geht davon aus, dass bei Erwachsenen unter 5 %, bei Kindern jedoch 20–30 % betroffen sind. Eine Sonderform im Kindesalter ist der sog. „**Pavor nocturnus**", der „Nachtschreck", bei dem die kleinen Schläfer nicht aus einem scheinbaren (Alp-)Traum geweckt werden können – was für die Eltern manchmal ganz furchtbar ist, ist aber häufig eine nicht krankheitsbedingte Episode, aus der die Kinder auch wieder rauswachsen. Warum es genau zu schlafwandlerischen Episoden kommt, ist nicht bekannt – spannend ist jedoch, dass sie nicht mit der REM-Schlafphase (also der ohnehin aktiveren), sondern mit dem Non-REM-Stadium in Verbindung stehen.

7.2.3 Drüber- und Drunter

Die Hyposomnie beschreibt generell ein „Zu wenig" an Schlaf („hypo" bedeutet im Altgriechischen „unter, darunter" und zeigt in der Medizin meistens etwas an, was „unter der Norm" liegt), während die Hypersomnie schlichtweg die „Sucht nach Schlaf und Bett" ist – also ein eindeutiges „Zu viel" des Guten („hyper" bedeutet Altgriechischen „über, oberhalb" und beschreibt in der Medizin häufig Zustände, bei denen etwas weit über das Mittelmaß hinaus vorhanden ist – in dem Fall das Schlafbedürfnis).

7.2.4 Pseudo-Insomnie

Bei der Pseudo-Insomnie haben die Betroffenen zwar das peinigende Gefühl, dass sie eine Schlafstörung haben – es lässt sich aber partout klinischmedizinisch kein Anhalt dafür finden. Nicht selten treten begleitend auch Gefühle der Ängstlichkeit und der Sorge um die eigene Gesundheit auf.

7.3   Der Wegweiser …

Schlafstörungen können also aus sehr unterschiedlichen Gründen auftreten und sich auch sehr vielgestaltig zeigen. Fakt ist: Wenn uns etwas den Schlaf raubt – und dabei ist es im Grunde nicht relevant, ob sich der Schlafraub medizinisch nachweisen lässt –, dann ist es wichtig, dass sich zeitnah Wege finden, um den Schlaf zurückzuerobern. Denn, wie auch deutlich geworden ist:

> Schlaf ist ein wesentlicher Pfeiler unserer Gesundheit.

Daher wäre es zunächst wichtig, bei der Frage „Was raubt mir den Schlaf?" tief in sich hineinzuhören. Der Körper ist extrem schlau und rein intuitiv ist die Sache meistens schon längst klar, während sich der Verstand mühsam noch etwas zusammenreimt oder wahlweise gegen eine mögliche Erklärung stemmt, wenn diese entsprechende Konsequenzen nach sich ziehen würde. Stellen Sie sich also selbst die Frage: „Wer könnte der Schlafräuber sein?", vielleicht kommen Sie ihm schneller auf die Schliche, als Sie denken. Zurückgehend auf das, was weiter oben unter „mögliche Ursachen" besprochen wurde, sollte man auch Folgendes bedenken:

Medikamente
Ist in der letzten Zeit die Einnahme von Medikamenten nötig geworden oder sind bestimmte Mittel umgestellt worden, dann lohnt sich auf alle Fälle der Blick in den Beipackzettel oder das Gespräch mit dem behandelnden Arzt. Einige Medikamente können Schlafstörungen verursachen. Hier wären also Wechsel- oder Nebenwirkungen die Schlafräuber.

Hormone (Wechseljahre, Cortisolüberschuss etc.)
Könnten Hormonumstellungen die Schlafräuber sein? Unser Hormonsystem ist ein sehr fein justierter und gleichzeitig hochkomplexer Apparat. Ähnlich wie in einem Uhrwerk hängt alles irgendwie zusammen: Dreht man das eine Zahnrad, bewegen sich die anderen gleich mit. So ist es auch bei unseren Hormonen – kommt eins davon ins Ungleichgewicht und liegt in einem zu hohen oder zu niedrigen Maß vor, hat das gleichzeitig häufig auch Auswirkungen auf andere Hormone. Die Berg- und Talfahrt von Östrogenen in den

Wechseljahren kann zum Beispiel bei Frauen neben Hitzewallungen auch zu Schlafstörungen führen, denn Östrogen hat auch einen Einfluss auf die Melatoninproduktion. Überwiegt – etwa bei viel Stress – über längere Zeit das Cortisol, hat Melatonin es nicht leicht, sich wieder in das normale Wechselspiel von Cortisol und Melatonin (s. o.) einzuklinken. Es kommt zu kurz und kann seinen Job als Schlaftaktgeber nicht gut erfüllen. Bei langandauernden Schlafstörungen lohnt sich daher auch immer ein Blick in Richtung Hormone.

Melatoninmangel Liegt wirklich ein Mangel an Melatonin als Ursache für die Schlafstörung zugrunde, sollte zunächst abgetestet werden, woher dieser kommt. Sind störende Faktoren die Unruhestifter (s. o., Lärm, Licht, ...), dann sollten sie so gut es geht und im wahrsten Sinne ausgeschaltet werde.

In manchen Fällen (übrigens auch bei massiven Rhythmusstörungen, s. u.) wird dann sogar Melatonin verabreicht, um den Rhythmus wieder herbeizuzwingen. Damit ist aber Vorsicht geboten – in das hormonelle System einzugreifen, ist immer eine heikle Angelegenheit, eben weil es ein so feinsinniges Machwerk ist.

Cortisolüberschuss Wie weiter oben schon erwähnt: Ein langfristiges „Zu viel" an Cortisol ist für den Körper alles andere als tolerabel. Für eine gewisse Zeit geht immer alles (oder zumindest viel), aber immer wieder Warnzeichen zu missachten führt irgendwann zum Crash. Ruhe, Bewegung und Pausen helfen da meistens schon weiter (wenn es keine handfeste körperliche Ursache für den Cortisolüberschuss gibt). Warum Bewegung? Weil die durch das Cortisol bereitgestellte Energie irgendwohin will, am besten ist sie daher in moderater Bewegung aufgehoben. Wer sich gleich wieder über alle Maße auspowert, riskiert, den Körper mehr Stress auszusetzen als er dadurch abbaut.

Stress

Wer sich lange (also chronisch) gestresst fühlt und mehr oder weniger ständig alles gibt, bei dem kann es sein, dass sich die Schaltung im 6. Gang verhakt. Das Problem ist häufig, dass chronischer Stress einen „den Wald vor lauter Bäumen" nicht mehr sehen lässt, die Idee, dass vielleicht alles etwas zu viel sein könnte, kommt nicht mehr wirklich in unserer Schaltzentrale an, wir fahren einfach weiter auf Autopilot – bis unser Körper uns irgendwann erste Symptome sendet und klarmacht: So kann es nicht weitergehen! Bzw.: So kann ich nicht weitergehen. „Ein bisschen" ist etwas, dass der menschliche Körper gut tolerieren kann (frei nach Paracelsus: Die Menge macht das Gift). Aus kurzzeitigen Stressphasen kommt er in der Regel unbeschadet wieder heraus. Aber ein Dauerbeschuss mit Stresshormonen sorgt zum einen für einen

Daueralarmzustand (in dem sich bekanntlich nicht gut schlafen lässt) und zu anderen irgendwann dafür, dass die Produktionsstätten für Stresshormone versiegen. Was sich zunächst nach einer eleganten Lösung anhört, ist eine ernste Angelegenheit. Cortisol ist wie weiter oben schon beschrieben ein echtes Allroundtalent als Hormon: es hat Einfluss auf das Immunsystem, den Zuckerstoffwechsel und den Umsatz von Eiweißen. Fehlt es, funktioniert so einiges nicht mehr einwandfrei.

Wenn also Stress der Schlafräuber sein könnte, dann sollten die Schlafstörungen dringend als Warnsignal gewertet werden, dass sich etwas ändern und mehr Ruhe in den Alltag kommen muss. Manchmal hilft da auch das Gespräch mit jemanden, der sich den Wald, den man vor lauter Bäumen nicht sehen kann, mal von außen anschaut – und vielleicht eher einen Weg raus entdeckt, als der, der drin(fest)steckt. Hier ist sicher der Hausarzt, sind aber auch Therapeuten oder „Coaches", die in den letzten Jahren immer stärker auf dem Arbeitsmarkt präsent sind, ein guter erster Ansprechpartner.

Schlafstörungen durch „Umweltfaktoren" wie Geräusche/Bildschirmlicht etc.

In manchen Städten könnte man mit geschlossenen Augen nur aufgrund der Geräuschkulisse nicht sagen, ob Nacht oder Tag ist. Und das noch spätnachts oft geschehene „Eben-mal-aufs-Smartphone-schauen", um Uhrzeit oder Nachrichtenstand zu checken, gaukelt unserem inneren Taktgeber vor: Heißa, Zeit zum Aufstehen? Wer unter Schlafstörungen leidet, sollte also unbedingt abtesten, inwieweit solche, von außen kommenden Faktoren vielleicht eine Rolle spielen könnten – und konsequent „Schlafhygiene" betreiben. Die fängt mit festen Schlafenzeiten an geht über einen ruhigen und angenehmen Schlafort und hört bei striktem Smartphoneverbot auf.

Aus dem Rhythmus

Wenn wir aus dem Rhythmus geraten sind – z. B. durch Nachtschichten oder andere Zeitzonen – ist es wichtig, dem Körper seine Zeit zu lassen, um sich von dem Außer-der-Reihe-Trip zu erholen oder sich an die neue Zeit anzupassen. Viele kennen das Phänomen, dass bei der Umstellung von Sommer- auf Winterzeit (und vice versa im Frühjahr) alles ein wenig „aus dem Tritt" kommt – und das selbst dann, wenn es „nur" um diese eine Stunde geht, die plötzlich anders tickt.

Lauter Laute

Ob ein Schlafapnoesyndrom der Schlafräuber ist, kann man durch nähere Untersuchungen herausfinden, bei denen Fragen beantwortet werden: Wie ist der Rachenraum geformt? Schnarcht der- oder diejenige nachts? etc.

7.3.1 Who cares

Der Arzt in erster Front, den es sich anzusprechen lohnt, ist zunächst einmal der eigene Hausarzt. Er wird sich einen Überblick verschaffen und vermutlich schon eine Idee entwickeln, in welcher Richtung der Schlafräuber zu suchen ist.

Handelt es sich tatsächlich um eine hormonelle Störung, kommt entweder der Endokrinologe (also der Facharzt für Hormone) oder für Frauen in den Wechseljahren der behandelnde Gynäkologe infrage.

Der Hals-Nasen-Ohren(HNO)-Arzt kann sich – bei Verdacht auf ein Schlafapnoesyndrom – die anatomischen Besonderheiten im Rachen genau anschauen.

In Schlaflaboren werden alle möglichen Ursachen für Schlafstörungen untersucht. Außer, dass man verkabelt wird, ist dort der einzige Job, den man hat: schlafen (natürlich möglichst gut).

Es gibt mittlerweile auch viel Ansätze von medienbasierten Verfahren, also Smartphone-Apps, die helfen Schlaftagebücher zu führen (in denen alles festgehalten wird, von Schlafqualität über Begleitfaktoren etc.).

Und dann gibt es da sicher noch die eine Option, die sich im ersten Moment herrlich einfach anhört: Man kann nicht schlafen, wirft ein paar Pillen ein und schon ist das Problem gelöst. Kurzfristig kann das eine Hilfe sein, aber wie immer ist auch hier mit einer medikamentösen Behandlung Vorsicht geboten:

So nebenbei …

Chemischer Schlaf. Über eine Million Deutsche kommen nicht mehr ohne Hilfe in den Schlaf. Viele nehmen täglich Schlafmittel, weil sie keinen anderen Weg mehr sehen, gegen Erschöpfung und Schlafstörungen anzukommen. Doch Vorsicht ist geboten, viele Schlafmittel beruhigen nur, sie entspannen, und so ermöglichen sie das Einschlafen. Sie stören aber den Tiefschlaf, er ist dann leichter. Warum genau, ist nicht bekannt. Ob man eher mit der pflanzlichen oder chemischen Variante zurechtkommt, muss jeder für sich und in Absprache mit seinem Arzt entscheiden – wichtig ist nur, dass man dem Körper irgendwann auch wieder die Chance lässt, selbst ohne Hilfe in den Schlaf zu finden und sich zu regulieren.

Teil III

Kopf/Hals

8

Kopfschmerz

„Ich kann Alkohol in Kopfschmerzen umwandeln! Verdammte Superkräfte".
Unbekannt

Sie kennt das mittlerweile ganz genau, diese Sehstörung, die ihr beim ersten
Mal so richtig Angst gemacht hat. Geradezu panisch hat Gina geglaubt, dass es
etwas Ernsthaftes sein musste, dieses komische Flackern vor ihrem rechten
Auge. Wie ein Vorhang, den man einfach nicht wegwischen konnte. Und dann
dieses Gefühl von Watte im Kopf. Sie als Medizinstudentin dachte sofort an die
schlimmsten Verdachtsdiagnosen: Schlaganfall, Hirnaneurysma, Netzhautablö-
sung. Wären nicht 10 Minuten später genau auf der anderen, der linken Seite
Kopfschmerzen hinzugekommen, dann wäre sie umgehend in die Notauf-
nahme gefahren. Aber so langsam dämmerte Gina dann doch, dass das sehr
typisch war für etwas ganz anderes, von dem sie gehofft hatte, es nie durch-
leben zu müssen: Migräne! Und tatsächlich dauerte es nicht lange, bis ihre
gesamte linke Seite derart wehtat, dass sie nicht wusste, wohin mit sich. Und
noch schlimmer: Ihr war kotzübel, so schlimm, dass sie sich sogar übergeben
musste. Was aber kein bisschen half, sondern alles nur noch schlimmer machte.

8.1 Wie entstehen Kopfschmerzen?

Zunächst gar nicht da, wo man vielleicht meinen sollte: also nicht im oder am
Gehirn. Was so unglaublich wehtun kann, ist alles, was sich ansonsten dort
befindet: Blutgefäße, Hirnhäute, Muskeln und Nerven.

Ergänzende Information Die elektronische Version dieses Kapitels enthält Zusatzmaterial, das
berechtigten Benutzern zur Verfügung steht https://doi.org/10.1007/978-3-662-59296-0_8. Die
Videos lassen sich mit Hilfe der SN More Media App abspielen, wenn Sie die gekennzeichneten
Abbildungen mit der App scannen.

Gina ist – bedauerlicherweise – in bester Gesellschaft, Kopfschmerzen zählen zu den Beschwerden, die die meisten schon einmal durchmachen mussten, wenn auch nicht jeder – Gottseidank – die Extremform der Migräne (s. u.) kennengelernt. In Deutschland gaben jüngst laut einer Studie 57,5% der Frauen und 44,4% der Männer an, binnen eines Jahres mindestens einmal von Kopfschmerzen betroffen gewesen zu sein. Migräne und Spannungskopfschmerzen waren dabei die beiden häufigsten Kopfschmerzarten.

Kopfschmerzen können sehr unterschiedlich sein (Abschn. 8.2) und deswegen auch verschiedene Gründe der Entstehung haben. Eine Ursache können z. B. **Verspannungen der Muskulatur** (siehe auch Kap. 16) im Kopf- und Nackenbereich sein. Kopfschmerzen sind also meistens Folgen einer Fehlfunktion, die unter Umständen an einer ganz anderen Stelle liegt wie der Schmerz selbst. Unser Körper ist ein System, das heißt:

> Was an der einen Stelle passiert, hat seine Wirkung meist über diese Stelle hinaus.

Wenn Sie z. B. aufgrund einer Verletzung Ihr, sagen wir mal, linkes Bein nicht mehr richtig bewegen können (oder wollen, um es zu schonen), dann wird das nicht nur zur Folge haben, dass die Muskeln am linken Bein langsam aber sicher immer schlapper werden (weil sie kaum benutzt werden), sondern auch, dass Sie vermutlich Ihr rechten Bein mehr belasten. Sie würden Ihr Körpergewicht eher der rechten Seite zumuten, wodurch das rechte Bein viel mehr und in einer anderen Art und Weise tragen müsste als sonst. Darauf würde es wahrscheinlich irgendwann mit Verspannungen oder Gelenkschmerzen reagieren. Aber nicht nur das: Vermutlich würden Sie auch anders Laufen als sonst, mehr nach rechts verlagert, was Ihre Wirbelsäule nicht gut fände, denn die ist für Gleichberechtigung, links wie rechts. Also würden Sie sehr wahrscheinlich auch irgendwann im Lenden- und Brustwirbelbereich merken, dass der Körper mit dem neuen Feintuning nicht einverstanden ist. Eventuell täte auch die Schulter weh oder die Nackenmuskulatur wäre verspannt. Kurzum: Was beim linken Bein angefangen hat, nimmt plötzlich Einfluss auf den gesamten Körper oder zumindest weitere Teile davon, die sich fernab des ursprünglichen Problembereichs befinden.

Ähnlich verhält es sich bei Verspannungen und Kopfschmerzen – was im Nacken, im Kiefer oder am Arm anfängt, kann sich über die Statik unseres Körpers bis zu den Gelenken und Muskeln am Kopf wie eine Wanderwelle fortsetzen. Gerade bei Menschen, die viel im Sitzen arbeiten, und die Kopfposition wenig ändern oder den Rücken selten bewegen, kann es zu Verspannungen im Nacken- und Halsbereich kommen, die dann wiederum zu Kopfschmerzen führen können.

So nebenbei …

Der Körper als Summe aller Teile. Man lernt schon im Studium, dass beim Körper sehr viele Dinge im Zusammenspiel zueinanderstehen. Seien es Hormone (siehe auch Kap. 7), die sich gegenseitig beeinflussen und wie kleine Zahnräder eines großen Uhrwerks ineinandergreifen, oder eben Bewegungskomponenten. Nur ein kurzes, aber – wie ich damals fand – eindrucksvolles Beispiel:

Legen Sie Ihre rechte Hand bitte einmal auf diese kleine Kuhle unterhalb des Halses, die eingerahmt ist von zwei hervorstechenden Knochenvorsprüngen (den mittleren Enden Ihrer Schlüsselbeine, die dort dem Brustbein anliegen) – bitte so, dass Sie auch die beiden Vorsprünge spüren. Und jetzt beschreiben Sie bitte mit Ihrem linken Arm eine große Kreisbewegung. Merken Sie etwas? An dem linken Knochenanteil neben der Kuhle? Er bewegt sich mit, obwohl er recht weit weg ist vom Oberarmgelenk. Das liegt daran, dass dieser Teil des Oberkörpers Bauteil einer funktionellen Einheit ist, wenn es um Bewegung geht. Alles steht hier miteinander insofern in Verbindung, dass eine Bewegung am Arm viel weiter reicht als nur bis zum Arm. Wird eine Komponente rege, hat das einen Einfluss auf die anderen – auch wenn sie zunächst vollkommen unabhängig davon scheinen. So ist es auch bei Kopfschmerzen – der Ort der Entstehung ist nicht gleich dem Ort der Ursache, weil auch hier vieles funktionell in Verbindung steht.

Ein weiterer Grund für Kopfschmerzen können **Gefäßveränderungen** sein oder Reizungen von **Nerven**, manchmal auch schlicht und ergreifend veränderte **Umweltbedingungen** (beim Wechsel in die Höhe zum Beispiel) oder **Verhaltensweisen** (wie beim Kopfschmerz durch starke Aktivität oder Alkoholentzug).

Manchmal kommen Kopfschmerzen schlicht und ergreifend auch von einem nicht ganz rundlaufenden Kiefergelenk – man spricht medizinisch von einer **kraniomandibulären Dysfunktion**. Gibt es eine Fehlstellung (was sich bis zu Kiefersperre auswachsen kann) im Gelenk des Kiefers, hat das vielfältige Auswirkungen auf Bereiche, die man gar nicht mit dem Kauen in Verbindung bringen würde: den Kopf, das Ohr, manchmal auch den Nacken und die Schulter.

8.2   Wie zeigen sich Kopfschmerzen?

Zunächst bei sehr vielen Menschen, den Kopfschmerzen gehören zu den Top 10 der Erkrankungen, die uns maßgeblich im Alltag stören und behindern. 60 % der Weltbevölkerung weiß, wovon die Rede geht.

Kopfschmerzen werden „grob" in primäre und sekundäre unterteilt. Mit primär sind dabei jene gemeint, die nicht durch irgendeine andere Erkran-

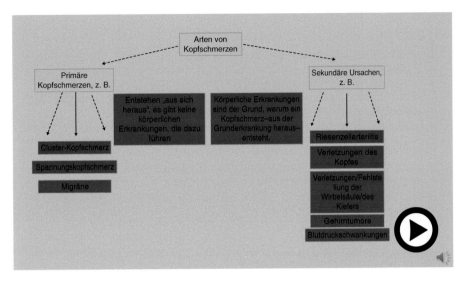

Abb. 8.1 (Video 8.1) Unterschiedliche Kopfschmerzarten (▶ https://doi.org/10.100 7/000-20x)

kung entstehen – dazu zählt z. B. die Migräne, aber auch der Cluster- oder Spannungskopfschmerz. Bei sekundären Kopfschmerzen gibt es eine andere Erkrankung, die als Verursacher geradestehen muss.

Kopfschmerz ist jedenfalls nicht gleich Kopfschmerz (Abb. 8.1). Abgesehen davon, dass jeder ein anderes Empfinden von (Kopf-)Schmerz hat (was der eine noch als leicht tolerieren kann, zwingt den anderen schon in die Knie und aufs Sofa), gibt es tatsächlich auch unterschiedliche Varianten, in denen Kopfschmerzen auftreten können (es werden hier nicht alle 14 Hauptgruppen und 200 Kopfschmerzformen aufgeführt, das wäre der Ausführlichkeit zu viel, aber die häufigen folgen):

Migräne

Migräne ist vor allen Dingen eins: ein echter Blödmann. Die wohl bekannteste Kopfschmerzart, von der etwas mehr Frauen als Männer betroffen sind, hat auch schon Berühmtheiten wie Richard Wagner, Friedrich Nietzsche, Sigmund Freud oder Salvador Dalí heimgesucht.

Es handelt sich um eine Kopfschmerzform, die zwischen 4–72 Stunden (ja, 3 Tage!) andauern kann. Meistens entsteht der Schmerz im Nacken und arbeitet sich dann hartnäckig zu Schläfe und Stirn vor, in der Regel nur auf einer Seite. Die Schmerzen sind stechend bzw. pulsierend und häufig kommt die Migräne in Begleitung von Übelkeit (bis hin zu Erbrechen) und einer Licht- bzw. Lärmempfindlichkeit. Anstrengung und Bewegung können zur Verschlimmerung führen. Der Migräne voraus gehen nicht selten erste Warnsymptome, wie z. B. Müdigkeit und Unkonzentriertheit oder Stimmungsschwankungen.

Eine Migräne kann mit oder ohne Aura auftreten. Was sich etwas esoterisch anhört bedeutet nichts anderes, als dass es einige Beschwerden gibt, die den eigentlichen Kopfschmerzen vorauseilen können und das Nervensystem in Mitleidenschaft ziehen (und die als sog. „Aura" bezeichnet werden). Diese Symptome kommen nicht bei allen Betroffen vor, es sind rund 10 %–15 % damit konfrontiert. Zu den häufigsten dieser Aura-Beschwerden zählen:

- Flimmern vor den Augen, teilweise mit sehgeschwächten Bereichen (sog. Skotomen). Die Sehstörungen treten häufig auf der entgegengesetzten Seite auf, auf der später die Kopfschmerzen beginnen (Flimmerskotom links – Kopfschmerzen rechts und andersherum)
- Kribbel- oder Taubheitsgefühle an Armen und Beinen
- Lähmungen
- Sprachschwierigkeiten
- Schwindel
- Hörstörungen

> Die Aura kommt VOR dem Kopfschmerz und dauert meistens nicht länger als 60 Minuten. Kommen die genannten Beschwerden NACH dem Kopfschmerz, sollte das hellhörig werden bis hin zu den Alarmglocken klingeln und direkt zum Arzt gehen lassen.

Manche Patienten leiden nur ab und an oder unter bestimmten Voraussetzungen (wie Hormonumstellung oder Wetterumschwüngen) unter Migräne, andere haben tatsächlich regelmäßig damit zu kämpfen. Eine Migräne gilt in der Medizin dann als chronisch, wenn die Kopfschmerzen seit mindestens 3 Monaten mindestens 15 Tage im Monat auftreten und an mindestens 8 Tagen die Migränekriterien erfüllen.

Cluster-Kopfschmerz

Der Cluster-Kopfschmerz kommt ebenfalls einseitig vor, ist aber in der Stärke der Schmerzen nicht mit der Migräne vergleichbar. Er dauert 15–180 Minuten und kann bis zu 8 Mal pro Tag auftreten. Vom Cluster-Kopfschmerz sind mehr Männer als Frauen betroffen. Der Schmerz, der häufig nachts auftritt, wird von den Betroffenen als schier unerträglich beschrieben, manchmal treten auch tränende Augen, Nasenlaufen, Schwitzen auf der Stirn oder Lidschwellungen hinzu.

Hemikranie

Auch bei diesem „Halbkopfschmerz" handelt es sich um einseitige, kurze Schmerzattacken, die allerdings im Gegensatz zum Cluster-Kopfschmerz kürzer sind, dafür aber noch häufiger in kurzer Zeit auftreten. Hauptsächlich zeigt sich der Schmerz an den Schläfen, der Stirn und der Augenhöhle. Ähnlich wie beim Cluster-Kopfschmerz können begleitend tränende Augen, eine laufende Nase oder ein Schwitzen der Stirn hinzukommen.

Ein wichtiges Unterscheidungsmerkmal ist aber, dass die Hemikranie auf ein bestimmtes Medikament – das Indometacin – gut anspricht, was in der Medizin heißt: das Medikament radiert die Kopfschmerzen aus. Indometacon ist ein Schmerzmittel und gehört zu den nichtsteroidalen Antirheumatika.

Kopfschmerz vom Spannungstyp

Der Kopfschmerz vom Spannungstyp ist die Form, die die meisten von uns schon einmal kenngelernt haben – und die auch mit Abstand die am häufigsten in der Bevölkerung vorkommende Variante ist.

Er ist weniger bösartig als die bisher beschriebenen Kopfschmerzformen, mehr wie ein dumpfes Gefühl eines „Bandes um den Kopf" und auch ohne unangenehme Begleiter. Er kann Stunden bis Tage dauern, schränkt aber meistens den normalen Alltag nicht so ein wie eine Migräne oder der Cluster-Kopfschmerz. Tritt er an mehr als 15 Tagen im Monat auf, spricht man von einer chronischen Form.

Auch wenn man bei „Spannung" schnell an „Verspannung" denkt: Damit hat diese Kopfschmerzform nicht wirklich etwas zu tun. Sie kennen vielleicht diesen dumpfen, dröhnenden Kopfschmerz, den man bei einer Erkältung hat oder wenn man sich den Kopf gestoßen hat? Voilà: Genau unser Kandidat.

Riesenzellarteriitis

Riesenzellarter... was? Hierbei handelt es sich um eine Erkrankung, die eher bei älteren Menschen auftritt. Die Kopfschmerzen, die dabei auftreten, sind bohrende dauerhafte Schmerzen, die beim Kauen zunehmen. Eine bestimmte Arterie – die A. temporalis –, die sich an den Schläfen befindet, ist häufig geschwollen und reagiert auf Druck empfindlich. Begleitbeschwerden sind zusätzlich steife Gelenke (vor allem Knie- und Ellenbogengelenke) am Morgen und Sehstörungen. Der Grund für diese Erkrankung ist ein autoimmuner Prozess, bei dem der Körper eigene Zellen als schlecht wahrnimmt und angreift. Man geht davon aus, dass bestimmte Erreger nicht ganz unbeteiligt sind an der Entstehung oder zumindest dem autoimmunen Prozess vorausgehen. Es kommt zu Entzündungen an den Kopfgefäßen, eben auch häufig der Schläfenarterie. Das Ganze ist alles andere als auf die leichte Schulter zu nehmen: Erblindung und Lähmungen drohen je nach Verlauf.

Kopfschmerzen durch Kiefergelenksfehlstellungen

Das Kiefergelenk ist auch ein gutes Beispiel für die eingangs erwähnten Funktionssysteme im Körper. Es liegt in unmittelbarer Nachbarschaft zur Schläfe und Stirn, zu den Nebenhöhlen, dem Ohr, dem Hals und natürlich zum Kiefer und den Zähnen selbst. Im Kiefergelenk kann es – vor allem bedingt durch Stress – zu Fehlstellungen, Blockaden oder anderweitigen Veränderungen kommen, die dazu führen, dass das Öffnen und Schließen des Mundes nicht ohne weiteres mehr möglich sind. Betroffene klagen häufig über Schmerzen beim Zubeißen (was so weit gehen kann, dass selbst die Öffnung des Mundes nur noch minimal möglich ist – sog. Kiefersperre), aber eben auch über Kopfschmerzen, Ohrgeräusche, Nackenverspannungen und Brustschmerzen oder Schwindel. Womit wir wieder beim Körper als System aus Systemen wären.

Kopfschmerzen durch Blutdruckschwankungen

Sowohl ein zu niedriger Blutdruck (Hypotonie) als ein zu hoher Blutdruck (Hypertonie) können zu Kopfschmerzen führen. Im Fall des niedrigen Blutdrucks ist das lästig, aber nicht unbedingt schlimm. Anders ist es bei der Hypertonie: Ein ständig zu hoher Blutdruck belastet das Herz-Kreislauf-System so stark, dass Schäden entstehen. Ein wesentliches Merkmal für Kopfschmerzen, die durch eine Hypertonie hervorgerufen werden könnten, ist ein – eher im Hinterkopf auftretender – Schmerz, der vor allem morgens nach dem Aufwachen auftritt. Kopfschmerzen, die direkt nach dem Aufwachen da sind, sollten aber so oder so zum Arzt führen, weil sie noch andere, wesentlich schwerwiegendere Gründe haben könnten.

Und noch etwas aus dem Kuriositätenkabinett ....

- … der **Anstrengungskopfschmerz**, der bei körperlicher Anstrengung oder Sport auftreten kann und für Stunden anhält-
- … der **Kopfschmerz bei sexueller Aktivität**: Ja, richtig gelesen, auch den gibt es. Vor oder während des Orgasmus können Kopfschmerzen beidseitig für Minuten bis Stunden auftreten.
- … **schlafgebundener Kopfschmerz**, der vor allem bei älteren Menschen ausschließlich nachts (häufig immer zur selben Uhrzeit) auftritt.
- - **Donnerschlagkopfschmerz**, der innerhalb von einer Minute (woe der Donner) mit maximaler Stärke zuschlägt und dann über Stunden bis Tage anhalten kann. Die Ursache ist unbekannt.

Bei plötzlich auftretenden, starken oder stetig zunehmenden Kopfschmerzen ist es immer ratsam, zur Sicherheit den Arzt aufzusuchen, um die Ursache zu klären. Gleiches gilt, wenn sich plötzlich zu den Kopfschmerzen noch andere Beschwerden gesellen.

So nebenbei ...

Ein ordentlicher Kater. Der Kopfschmerz, der nach einem ausgiebigen Alkoholgelage auftritt, ist nichts anderes als die Reaktion eines Körpers auf Entzug – in dem Fall dem Entzug von Alkohol. Woher der Begriff „Kater" kommt, ist nicht ganz geklärt. Eine Idee ist, dass sich der Begriff von „Katarrh" ableitet, bei dem es auch zu Kopfschmerzen, Unwohlsein und Krankheitsgefühl kommt. Oder der Begriff kommt vom „Katzenjammer", denn das jämmerliche Gefühl nach einem Rausch ist durchaus vergleichbar mit dem kläglichen Konzert, dass Katzen manchmal von sich geben.

So nebenbei ...

Kopfschmerzen WEGEN Schmerzmitteln? Ja, das gibt es – leider. Menschen, die oft zu Schmerz- oder Migränemitteln greifen, bemerken manchmal, dass die Häufigkeit der Kopfschmerzen sich erhöht und der Kopfschmerz von „mal" ins „immer wieder" schwappt. Von einer „regelmäßigen" Einnahme von Schmerzmitteln redet man dann, wenn an mehr als 15 Tagen im Monat Schmerzmittel und an mehr als 10 Tagen Migränemittel eingenommen werden (Migränemittel wie Triptane sind wesentlich stärker und anders wirksam wie z. B. Ibuprofen oder Paracetamol, Abschn. 8.3).

So nebenbei ...

Von klein auf. Es ist jedem zu gönnen, dass er so spät als möglich mit so etwas Unschönem wie Kopfschmerzen konfrontiert wird. Die Realität ist leider anders: Kopfschmerzen stellen die häufigste Schmerzlokalisation im Kindes- und Jugendalter dar. Und das bereitet nicht nur den betroffenen kleinen Patienten, sondern auch nicht selten ihren Eltern und den behandelnden Ärzten Kopfzerbrechen. Deswegen ist ein genaues Hinsehen mit möglichst allen Beteiligten – Eltern, Lehrern, Kinderätzen – wichtig. Stichworte wie Reizüberflutung und Erholungszeiten spielen eine besondere Rolle.

8.3   Der Wegweiser ...

Migräne

Die wesentlichen Beschwerden von Migräne sind oben erklärt, sie sind in der Regel klassisch und werden vom Arzt schnell diagnostiziert. Zudem weiß man ja vielleicht auch, das die eigene Mutter oder die Tante unter Migräne leiden – die tritt nämlich nicht selten familiär gehäuft auf.

Es gibt bestimmte „Trigger", also Verstärker, die eine Migräne hervorrufen oder fördern können. Dazu zählen unter anderem:

– Hormonschwankungen (z. B. „vor oder während der Tage", in den Wechseljahren etc.)
– Stress
– Bestimmte Lebensmittel wie Rotwein, Schokolade, Käse, Kaffee
– Wetterumschwünge
– Schlafmangel

Häufig hilft bei Migräne nur eins: Ruhe! Ruhe! Nochmal: Ruhe! Und Schlaf. Menschen, die Migräneattacken kennen und einschätzen können, wissen in der Regel selbst schon gut, worauf sie verzichten, wann sie Schmerzmedikamente einnehmen und was sie im Akutfall machen sollten bzw., was ihnen dann guttut.

Eine reizfreie Umgebung, ein abgedunkelter Raum und – meistens geht es nicht ohne – eine Schmerztablette helfen häufig, die zermürbenden Schmerzen in den Griff zu kriegen.

Manchmal sind sie und ihre Begleiter so stark, dass ein Krankenhausbesuch nötig ist. In dem Fall helfen auch keine „normalen" Schmerzmittel wie Paracetamol oder Ibuprofen, sondern es kommen die Triptane ins Spiel. Das sind sehr hochpotente Schmerzmittel, die vor allem bei Migräne rasch wirken – aber wie bei vielen starken Mitteln, gibt es auch nicht zu unterschätzende Nebenwirkungen. Daher sind Triptane wirklich das Ende der Fahnenstange, nicht der Anfang. Begleitend wird dann auch häufig etwas gegen die Übelkeit verabreicht, denn all die schönen Kopfschmerztabletten helfen wenig, wenn sie gar nicht erst da ankommen, wo sie wirken sollen, sondern gleich wieder „retour" gehen. Zur Not kann sonst auch der klassische Weg umgangen und das entsprechende Mittel über die Venen verabreicht werden.

Cluster-Kopfschmerz

Da man nicht so recht weiß, woher die Schmerzen kommen bzw. warum sie entstehen, ist es auch schwer zu raten, wie damit umzugehen ist. Es gibt auch hier wie bei der Migräne bestimmte Triggerfaktoren (Alkohol, Histamin, Flackerlicht, Höhenluft, bestimmte Gerüche etc.), die es möglichst zu vermeiden gilt.

Medizinisch behandelt wird der Cluster-Kopfschmerz mit Kortison und Triptanen, aber auch die Verabreichung von Sauerstoff hilft bei vielen Patienten, die Schmerzattacken einzugrenzen.

Um es überhaupt gar nicht erst zu den Schmerzen kommen zu lassen, wird vorbeugend z. B. Verapamil – eigentlich ein Mittel aus der Herzbehandlung – gegeben.

Hemikranie

Ähnlich wie beim Cluster-Kopfschmerz ist auch hier die Ursache unklar. Trigger – also Verstärker – kann die Stimulation bestimmter Druckpunkte sein. Da die Attacken recht kurz sind, ist die Behandlung der Attacken selber schwer – denn was man auch immer tun würde, es müsste schneller wirken als die Attacke dauert. Deswegen versucht man bei der Hemikranie eher vorbeugend mit bestimmten Medikamenten zu verhindern, dass neue Attacken kommen könnten.

Kopfschmerz vom Spannungstyp

Wie im Grunde bei vielen Kopfschmerzarten gilt auch hier: Ruhe bewahren. In der Regel verschwinden sie dann von alleine wieder.

Riesenzellarteriitis

Kommen einseitige, beim Kauen zunehmende Kopfschmerzen mit einer geschwollenen Schläfenarterie zusammen, dann sollte man – vor allem bei älteren Personen in der Familie – an dieses Krankheitsbild denken. Und hier gilt nicht: Abwarten und Tee trinken, sondern umgehend ärztliche Hilfe suchen. Kortison ist das Mittel der Wahl, das dann auch hochdosiert verabreicht wird.

Kopfschmerzen durch Kiefergelenksfehlstellungen

Es knackt und knirscht, wenn man sich gerade „durchs Leben beißt" oder „die Zähne zusammenbeißen muss"? Oder der herzhafte Biss ins Brötchen wird zur Tortur? Kiefergelenksprobleme, auch zusammengefasst unter dem schönen, unkomplizierten Namen craniomandibuläre Dysfunktion treten immer häufiger auf – auch bei jungen Menschen. Vor allem Stress und Anspannung spielen bei der Entstehung eine nicht unerhebliche Rolle und was am Kiefer beginnt, kann dann tatsächlich weiterwandern Richtung Kopf. Neben dem Zahnarzt kann der Physiotherapeut helfen, das Kiefergelenk aus der Blockade rauszuholen und so auch die anderen Beschwerden, die damit zusammenhängen, zu lindern.

Kopfschmerzen durch Blutdruckschwankungen
Wer weiß, dass er zu einem zu hohen oder zu niedrigen Blutdruck neigt, kennt die möglicherweise dadurch auftretenden Kopfschmerzen bestimmt schon. Da gerade der hohe Blutdruck eigentlich der ist, der sich „im Hintergrund hält" und nicht bemerkbar macht (was fatal ist, er ist nämlich eindeutig wesentlich gefährlicher und gesundheitsschädlicher), sollte man bei immer wiederkehrenden Kopfschmerzen auch das vom Arzt abklären lassen.

8.3.1 Who cares?

Bei Kopfschmerzen gilt es, wachsam zu bleiben. Alle hier aufgeführten Gründe sind mehr oder weniger harmloser Natur, aber natürlich kann es auch der eher unwahrscheinliche, aber ernste Fall sein, der den Kopf brummen lässt. Deswegen ist es wichtig, bei Kopfschmerzen, die länger andauern oder sich zunehmend verschlimmern bzw. die akut und heftig das erste Mal auftreten, umgehend einen Arzt aufzusuchen. In der Regel bietet sich da der Allgemeinmediziner (also Hausarzt) an, bei dem man ohnehin wegen anderer Zipperlein schon einmal in Behandlung war. Je nachdem, in welche Richtung er die Beschwerden deutet, wäre dann der Arzt für das Nervensystem (Neurologe), der Arzt für innere Erkrankungen (Internist) oder der Zahnarzt (bei Kieferbeschwerden) zuständig, um dem Kopfschmerz auf den Grund zu gehen.

Es lohnt sich in jedem Fall, bei wiederkehrenden Kopfschmerzen ein Kopfschmerztagebuch zu führen, in dem man festhält, wann die Schmerzen auftreten, wo die Schmerzen auftreten, ob es begleitende Beschwerden gibt oder bestimmte Auslöser dingfest gemacht werden können.

So nebenbei

Das Schmerzpflaster. Kopfschmerzen können es einem elend gehen lassen, so richtig elend! Und man wünscht sich in diesem Moment nichts mehr, als dass sie sich dahin scheren mögen, wo der Pfeffer wächst oder sich der Erzfeind befindet. Da scheitert manchmal jeder Versuch, durch bloßes Entspannen oder Ausruhen genau das zu bewirken: Schmerzfreiheit!, und der Griff zu den Medikamenten ist gefühlt die einzige Chance auf Überleben. Das ist mehr als verständlich und in einigen Situationen auch der einzige Weg aus der Schmerzfalle. Trotzdem sollte dabei – vor allem bei chronischen Kopfschmerzen, die man im Alltag gerne mal mit einer Pille wegdrückt, wie ein nerviges Fernsehprogramm – nicht vergessen werden: „Kopfschmerzen sind kein Aspirinmangel-Syndrom." (Sara Gottfried) oder anders gesagt: Der Grund für Ihre Kopfschmerzen liegt nicht darin, dass Ihrem Körper gerade dringend Paracetamol oder Ibuprofen fehlt, die Ursache für die Kopfschmerzen ist eine andere. Also verlieren Sie nicht aus dem Blick, worum es eigentlich geht bzw. vor lauter Schmerztablettenwahlfreiheit, auf Ursachenforschung für die Kopfschmerzen zu verzichten.

9

Halsschmerz

„Halsweh, Husten, schlechte Noten, irgendwann wird das verboten. Doch bis dahin muss man eben mit den blöden Dingen leben".
Unbekannt

> Suse schaut angestrengt in den Spiegel, besser gesagt in ihren weit offenstehenden Mund. Als sie versucht, sich selbst die Zunge rauszustrecken, verzieht sich ihr Gesicht schmerzvoll. Also bleibt die Zunge besser drin, beschließt Suse. Aber auch so erkennt sie zwei geschwollene dicke Hügel weiter hinten in ihrem Hals, die ziemlich nah ans Zäpfchen reichen. Suse schließt den Mund wieder und wendet sich vom Spiegel ab. Beim Schlucken legt sie schützend die Hand an den Hals, denn selbst das tut weh. Ihre Oma hatte ihr doch so ein Hausmedizinbuch geschenkt, von damals. Sie kramt in einer alten Kiste und holt ein dickes, schweres und etwas vergilbtes Buch hervor. Als Suse die ersten Seiten durchblättert, bleibt ihr Blick an einer gemalten Zeichnung hängen, die eindeutig das zeigt, was sie gerade im Spiegel gesehen hat: eine geröteter Rachen mit zwei dicken geschwollenen Kugeln links und rechts, allerdings haben diese Kugeln hier noch weiße, schwammig aussehende Beläge auf sich. Ihr Blick wandert zur Bildbeschreibung und sie liest „Mandelentzündung".

9.1 Wie entstehen Halsschmerzen?

Der Hals, besser gesagt der Rachen bzw. der Schlund, ist wie in Abb. 9.1 gezeigt aufgebaut. Was Suse aus dem Beispiel oben beschreibt, das sind tatsächlich ihre Mandeln (Tonsillen), um es ganz genau zu nehmen, ihre Gaumenmandeln, denn „Mandeln" gibt es im Mund-/Rachenbereich tatsächlich mehrere.

© Springer-Verlag GmbH Deutschland, ein Teil von Springer Nature 2021
M. Kahl-Scholz, *Symptome als Wegweiser*, https://doi.org/10.1007/978-3-662-59296-0_9

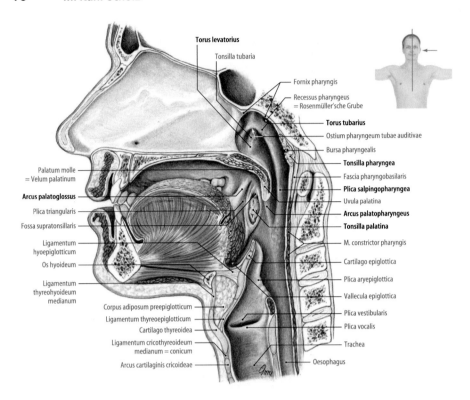

Torus levatorius

Tonsilla tubaria

Fornix pharyngis

Recessus pharyngeus
= Rosenmüller'sche Grube

Torus tubarius

Ostium pharyngeum tubae auditivae

Bursa pharyngealis

Tonsilla pharyngea

Fascia pharyngobasilaris

Plica salpingopharyngea

Uvula palatina

Arcus palatopharyngeus

Tonsilla palatina

M. constrictor pharyngis

Cartilago epiglottica

Plica aryepiglottica

Vallecula epiglottica

Plica vestibularis

Plica vocalis

Trachea

Oesophagus

Palatum molle
= Velum palatinum

Arcus palatoglossus

Plica triangularis

Fossa supratonsillaris

Ligamentum
hyoepiglotticum

Os hyoideum

Ligamentum
thyreohyoideum
medianum

Corpus adiposum preepiglotticum

Ligamentum thyreoepiglotticum

Cartilago thyreoidea

Ligamentum cricothyreoideum
medianum = conicum

Arcus cartilaginis cricoideae

Abb. 9.1 Der Rachen mit den wichtigsten Strukturen. Rechts finden sich die Ra-
chen- (Tonsilla pharyngea) und die Gaumenmandeln (Tonsilla palatinae), etwas darüber die Tonsillenmandel (Tonsilla tubaria), die als dicht gepacktes lymphatisches
Abwehrgewebe das Gebiet vor der Mündung der Ohr-Trompete verteidigt. Anders
beschrieben: So schnell kommt da keiner unbeaufsichtigt vom Nasenrachenraum in
den Mittelohrbereich. Die Unterzungenmandel (Tonsilla lingualis) ist nicht zu sehen, befindet sich aber im Zungenuntergrund. Alle zusammen werden auch als
„lymphatischer Rachenring" bezeichnet, weil sie wie ein mittelalterliches Bollwerk
den Nasenrachenraum vor Eindringlingen verteidigen. (Aus Tillmann 2010)

Neben den Gaumenmandeln sorgen auch die Rachen, Tuben- (Abb. 9.1)
und Unterzungenmandeln für eine erfolgreiche Abwehrfront für alles, was
rein will, aber nicht reingehört. Denn das ist die Aufgabe, die unsere Mandeln
erfüllen: Sie sind ein wesentlicher Teil der Immunabwehr.

So nebenbei …

Bereit zum Kampf. Unsere Immunabwehr ist eine feingetunte Verteidigungsma-
schine Bollwerk, an der so rasch kein Eindringling von außen vorbeikommt, ohne
den Alarm auszulösen. Zu den Organen/Strukturen, die kampferprobt sind, zählen u. a. die Lymphknoten, die sich zum Beispiel zahlreich seitlich am Hals, im

Nacken, im Bereich der Achseln und in der Leistengegend befinden. Es gibt noch etliche Stellen mehr, an denen die Wächterstationen positioniert sind. Ein geschwollener – und dann häufig auch schmerzhafter – Lymphknoten ist in der Regel ein Hinweis darauf, dass er nicht nur wacht, sondern auch kämpft und seine Boten ausschickt. Ein weiterer, allzeit bereiter Verteidiger unserer Gesundheit ist der etwas ungalant betitelte Wurmfortsatz. Sein Zweitname, „Darmmandel", liest sich schon etwas gewichtiger. Er sitzt am Übergang zwischen Dünn- und Dickdarm und kontrolliert sehr genau, ob die Bakterien der Fraktion „Dickdarm" und jene der Fraktion „Dünndarm" auch in ihren Revieren bleiben. Weitere Steine der Abwehrmauer sind die Milz, kleine Immuninseln im Dünndarm (die auch als „Peyersche Plaque bekannt sind) und die oben beschriebenen Mandeln., Kurzum: Unser Körper hat eine sehr effektive Barriere gegen die von außen kommenden sehr kleinen, aber teilweise auch sehr gefährlichen Feinde geschaffen. Fehlt in dieser Abwehrmauer ein Stein, wird sie durchlässiger und den Schutz nach außen zu gewähren nicht mehr lückenlos möglich. Daher ist sind Anmerkungen wie „Der Blinddarm kann raus, den braucht keiner!" oder „Die Mandeln sind überflüssig." nicht so ganz in einen realen Kontext eingebettet. Ja, es ist schon richtig, wir können recht problemlos ohne Mandeln oder Blinddarm weiterleben, das heißt aber nicht, dass beides keine Funktion erfüllen würde (sonst hätte die Evolution sehr wahrscheinlich schon dafür gesorgt, dass die unnützen Strukturen anderen, hilfreicheren Platz gemacht hätten).

Und dem Job als Abwehrfront kommen die Mandeln immer wieder nach – was wir durchaus auch mal spüren können, nämlich dann, wenn sie dick und aktiv sind oder es schlimmer, nämlich zur Mandelentzündung, der Tonsillitis, kommt.

Der Schmerz, der im Rahmen einer Entzündung entsteht, kommt dadurch zustande, dass spezialisierte Schmerzbotenstoffen und Zytokine (das sind bestimmte Eiweißstoffe, die Zellwachstum fördern oder hemmen können) durch die Entzündung freigesetzt werden.

9.2 Wie zeigen sich Halsschmerzen?

Halsschmerzen können sehr vielgestaltig, aber vor allem auch was die Ursachen betrifft sehr unterschiedlich sein. In einer Zeit, die vom allgegenwärtigen Wort „Pandemie" überspannt ist, und in der man sich akribisch auf Symptome scannt, liegt bei Halsschmerzen rasch die eine, furchtbare Schlussfolgerung nahe. Man sollte an der Stelle nicht vergessen, dass unsere Lymphabwehr mit ziemlich vielen Viren und Bakterien im Clinch liegt – nicht nur mit „dem Einen" (dessen Namen an dieser Stelle nicht genannt werden soll, weil er mittlerweile einfach omnipräsent ist). Streptokokken sind so Spezialisten oder auch Rhino- und Parainfluenzaviren. So wichtig Vorsicht in diesen Zeiten ist, so falsch ist Panik. Viele Studien haben sich mittlerweile mit den Auswirkungen von (langanhaltendem) Stress und (anhaltender) Angst auf das Immunsystem beschäftigt und was vielleicht ein junger Körper noch ganz gut wegsteckt, kann sich bei älteren Semestern mit größerer Wucht auswirken. Im Folgenden sind ein paar häufige (aber längst nicht alle) Gründe ausgeführt, die für Halsschmerzen verantwortlich sein können.

Mandelentzündung (Tonsillitis)

Eigentlich machen sie nur ihren Job, aber manchmal tun sie das etwas zu eifrig. Eine Mandelentzündung, vor allem, wenn sie immer wiederkehrt, kann für sehr unangenehme Schmerzen im Hals sorgen, zu denen sich Schluckbeschwerden, Fieber etc. gesellen können. Beim Blick in den Rachen sieht man meist schon recht gut, woher die Schmerzen rühren: Die Mandeln sind geschwollen, gerötet und ggf. mit weißen Belägen übersät.

Rachenentzündung (Pharyngitis)

Die Rachenentzündung ist eine Möglichkeit dafür, dass Schmerzen im Hals entstehen. Verantwortlich dafür sind Viren, Bakterien oder Giftstoffe, die den Hals reizen können (Tabak zählt zum Beispiel dazu, aber auch hochprozentiger Alkohol oder Säuren, wie die eigene Magensäure, die durch Sodbrennen oder Erbrechen in den eigenen Hals kommen kann). Nicht selten werden die Schmerzen von Schluckbeschwerden, einem Fremdkörpergefühl im Hals und Fieber begleitet. Natürlich können auch Anzeichen einer generellen Erkältung wie Schnupfen, Husten etc. gleichzeitig auftreten. Häufig sind folgende Erkrankungen mit einer Rachenentzündung bzw. Halsschmerzen kombiniert:

Die klassische Grippe (Influenza) Die Influenza ist eine akute Infektionserkrankung, für die Viren verantwortlich sind. Sie schleicht sich nicht an, sondern schlägt mit Wucht und Beschwerden wie Frösteln, Fieber über 38 °C, Muskel- und Gliederschmerzen sowie Kopfschmerzen, Halsschmerzen und Husten zu. Anzutreffen ist sie vor allem in den Monaten Oktober bis April, wobei in den letzten Jahren auch noch die Monate Januar und Februar zur Liste hinzugekommen sind.

Erkrankungen, die so tun, als seien sie eine Grippe (Influenza-like-Illness) Es gibt bestimmte Erkrankungen, die kommen zwar vom Beschwerdebild als Grippe daher, sind es aber nicht. Ein wesentlicher Unterschied ist meistens schon der Beginn: Während es bei der Influenza kracht, schleichen sich die anderen Erkrankungen eher an, auch wenn die Symptome ähnlich sind.

So nebenbei …

Schweres Akutes Respiratorisches Syndrom (SARS). Wenn Viren ganz besonders hart zuschlagen – eine Situation, die uns gerade alle betrifft –, kann es zu einem sog. schwerem akutem respiratorischem Syndrom kommen. Was zuerst an eine Grippe denken lässt mit plötzlichem Erkrankungsbeginn, Fieber über 38 °C, Abgeschlagenheit, Muskel- und Gliederschmerzen, Kopfschmerzen, Appetitlosigkeit und eventuell Schüttelfrost, entwickelt sich rasant in Schwere und Ausprägung. Atemwegsbeschwerden wie trockener Husten und Atemnot sind in der überwiegenden Zahl der Fälle vorhanden, können aber fehlen. Im Verlauf der Erkrankung wird vor allem die Lunge angegriffen, wie es aktuell auch bei der CoV2-Lungenerkrankung der Fall ist.

Seitenstrangangina

Wenn eine Rachenentzündung sich auf die lymphatischen Bahnen ausweitet (was häufiger der Fall ist, wenn die Rachenmandeln fehlen), dann spricht man von einer Seitenstrangangina. Hier kann es auch zu Ohrenschmerzen kommen, denn Mittelohr und Rachen sind über die Eustachsche Röhre (s. o.) miteinander verbunden. Andersherum kann eine Mittelohrentzündung auch in den Rachen „wandern".

Kehlkopfentzündung (Laryngitis)

Wandert die Entzündung Richtung Kehlkopf (oder befindet sich von vorneherein dort), spricht man von einer Laryngitis, die natürlich auch für Schmerzen im Halsbereich und zu Schluckbeschwerden führen kann. Bezeichnend für die Kehlkopfentzündung ist der „bellende Husten", der sie oft begleitet (und der dadurch zustande kommt, dass sich der Kehlkopfausgang durch die Entzündung verdickt und der Weg für die Luft insgesamt knapper wird). Vor allem bei Kindern kann das des nachts zu schwerwiegenden Atemproblemen führen, bei denen sich Hustenanfälle und der Versuch, Luft durch den geschwollenen Kehlkopf zu atmen, abwechseln. Der bellende Husten wechselt sich mit einem sehr geräuschvollen und schwerfallenden Einatmen ab, Atmen ist manchmal nur noch in der aufrechten Position möglich. Man spricht hier auch vom Krupp-Husten bzw. vom Pseudokrupp.

Abszess

Auch eine tiefergehende Entzündung an einer bestimmten Stelle im Rachenbereich kann dazu führen, dass der Hals pocht und schmerzt. Dann aber in der Regel nicht „überall", sondern nur an der und um die Stelle herum, die betroffen ist. Geschwollene, weil arbeitende Lymphknoten können ebenfalls dafür sorgen, dass der Hals schmerzt. Hier gilt ebenso, dass sich der Schmerz dann vor allem an einer bestimmten Stelle lokalisieren lässt.

Speichelsteine
Die meisten unserer Speicheldrüsen befinden sich eher im Mundbereich, aber der Hauptausführungsgang unserer größten, der Ohrspeicheldrüse, liegt hinten gegenüber des vorletzten bzw. letzten Backenzahns. Kommt es hier durch Speichelsteine zu einer Verstopfung des Ganges und damit zum Aufstau von Speichel bzw. zur Entzündung, können sich die Schmerzen auch auf den Halsbereich übertragen.

Verspannungen
Unser Rachen ist ein dicht verstrebtes Netz aus Muskeln – sonst könnte der Schluckvorgang gar nicht so gut vonstattengehen, wie er es tut. Und die beiden Systeme Atmung und Nahrungsaufnahme könnten nicht so gut getrennt werden, wie sie es sind. Natürlich kann es hier, wie bei anderen Muskeln auch, zu Verspannungen kommen, die dann wiederrum zu Schmerzen am und im Hals führen.

Schilddrüsenentzündung (Thyreoiditis)
Die Schilddrüse kann aufgrund unterschiedlicher Ursachen entzündet sein und da sie knapp über bzw. unterhalb des Kehlkopfes liegt, kann sich der dort entstehende Schmerz auch auf den umliegenden Hals bereich übertragen.

Sodbrennen
Kommt es immer wieder zum Rückfluss von Magensäure – dem sog. Sodbrennen –, kann das dazu führen, dass auch der Hals irgendwann sauer reagiert. Vor allem nachts, wenn der Schlaf dazu führt, dass ein Rückfluss weder bemerkt noch sonderlich gehemmt wird, kann sich die Säure im Hals ausbreiten und für Reizungen sorgen, die am nächsten Morgen dann als Halsschmerzen (und häufig auch angerauter Stimme) wahrgenommen werden können.

9.3 Der Wegweiser …

Mandelentzündung (Tonsillitis)
Sind wirklich die Mandeln betroffen von einer Entzündung, dann sind häufige Begleiter auch Fieber, Schüttefrost, sehr starke Halsschmerzen (auch beim Schlucken) und nicht selten Kopfschmerzen. Die Mandeln sind geschwollen und haben je nach Ausprägung eitrige Beläge.

Rachenentzündung (Pharyngitis)

Die Halsschmerzen, die durch eine Rachenentzündung entstehen, können ebenfalls von Schluckbeschwerden, einem Fremdkörpergefühl im Hals und Fieber begleitet sein. Natürlich können auch Anzeichen einer generellen Erkältung wie Schnupfen, Husten etc. gleichzeitig auftreten.

Seitenstrangangina

Bei der Seitenstrangangina ist die Ausbreitung der Entzündung im Halsbereich noch ausgeprägter, Ohrenschmerzen können ebenfalls auftreten.

Kehlkopfentzündung (Laryngitis)

Bei einer Kehlkopfentzündung sitzt der Schmerz häufig tief im Rachen und die Stimme ist ebenfalls betroffen (belegt über heiser bis hin zu gar nicht mehr vorhanden). Bezeichnend ist der „bellende Husten"und die schwierige Einatmung.

Abszess

Ein Abszess führt dazu, dass der Schmerz sich an einer bestimmten Stelle im Hals befindet (und natürlich auch ausstrahlen kann – das generelle Schmerzgefühl im gesamten Rachenraum fehlt aber).

Speichelsteine

Beschwerden, die durch Speichelsteine ausgelöst werden, sind vor allem beim Kauen oder Essen zu merken, weil dann der Speichel zwar gebildet wird, aber nicht abfließen kann.

Verspannungen

Schmerzen durch verspannte Muskeln finden sich eher am, aber nicht im Hals (können aber dorthin ausstrahlen) und können meistens durch Druck auf bestimmte Stellen ausgelöst, man sagt auch „reproduziert" werden.

Schilddrüsenentzündung (Thyreoiditis)

Ist die Schilddrüse entzündet, kann sich das sehr unterschiedlich zeigen. Meistens treten die Schmerzen im Bereich der Schilddrüse auf und können in Kiefer, Hals, Ohren und Brustbereich ausstrahlen. Auch Schluckbeschwerden und Kopf-/ Muskelschmerzen oder Fieber können hinzukommen.

Sodbrennen

Den Rückfluss von Magensäure merkt der eine kaum, der andere mehr. Neben einem säuerlichen Geschmack im Mund kann es auch zu Heiserkeit, Halsschmerzen und einem Brennen hinter dem Brustbein kommen.

So nebenbei …

Antibiotika. Antibiotika kommen bei Mandel- oder Rachenentzündungen schnell zum Einsatz. Aber helfen sie auch wirklich immer? Antibiotika bedeutet in der Übersetzung „anti" „bio", also gegen das Leben. Tatsächlich vernichten sie ziemlich radikal das Leben bestimmter Bakterienstämme, ohne vorher nach „gut" oder „böse" zu fragen. Der Vorteil ist, dass die bösen Bakterien in aller Regel recht effektiv aus dem Körper entfernt werden und die Symptome gleich mitnehmen. Der Nachteil ist, dass das auch für die guten gilt, an deren Stellen sich dann wieder andere, uns nicht so wohl gesonnene Gefährten breitmachen können (weswegen zum Beispiel die Gefahr einer Pilzinfektion während Antibiotikaeinnahme erhöht ist – die Pilze nehmen den freien Platz im zum Beispiel Mundraum gerne für sich ein). Wichtig ist: Antibiotika helfen nur bei bakteriellen Erkrankungen – sind Viren oder Pilze die Übeltäter, bringt ein Antibiotikum nichts, außer eine Reduzierung der eigenen Abwehrfront). In wirklich schweren und gesichert durch Bakterien ausgelösten Krankheitsfällen ist daher die Möglichkeit der Antibiotikaeinnahme mit Sicherheit ein Segen, aber der übermäßige und vorschnelle Gebrauch birgt Gefahren. Denn viele Bakterien entwickeln eine Resistenz, sie reagieren nur noch wenig oder gar nicht auf eine Antibiotikabehandlung. Da aber Antibiotika im Grunde unsere einzige effektive Waffe gegen bakterielle Infekte sind, bleibt bei der nächsten Lungenentzündung oder Wundinfektion mit einem multiresistenten Keim nicht mehr viel als zu hoffen, dass der Körper es doch noch irgendwie alleine schafft.

So nebenbei …

Hausmittelchen. Neben Antibiotika (sofern sie überhaupt sinnvoll eingesetzt werden können) gibt es zahlreiche andere Medikamente, die vor allem bei Grippe und Erkältungskrankheiten helfen sollen. Machen sie das auch? Ein in einer Studie untersuchtes Mittel war das Spurenelement **Zink**, das binnen 24 bis 48 Stunden nach Beschwerdebeginn für mindestens 5 Tage von den Teilnehmern der Studie eingenommen wurde. Die Auswertung ergab, dass die Einnahme von Zink die Dauer der Erkältungssymptome tatsächlich um etwa 1 Tag verkürzen konnte und die Symptome leichter waren als bei der Gruppe, die nur ein Schein-Zink-Medikament (Placebo) erhielt. Allerdings: Die Nebenwirkungen, zu denen schlechter Geschmack und Übelkeit zählt, waren dafür wesentlich deutlicher ausgeprägt. Eine **erwiesene Wirksamkeit** gibt es laut Studien ferner für die klassischen Schmerzmittel wie Paracetamol oder Ibuprofen, da sie Ohr-, Kopf- und Gliederschmerzen lindern und die Entzündung herunterfahren. Wer nicht zu Hustenblockern greifen möchte, kann tatsächlich auch schlicht den guten, alten

Honig nehmen, der ebenfalls desinfiziert und auf den Hustenreiz beruhigend wirkt (er sollte allerdings nicht bei Säuglingen, also im 1. Lebensjahr gegeben werden). Die klassischen Nasensprays sind ebenfalls wirksam und helfen beim Durchatmen, können aber die Nasenschleimhaut bei häufiger Anwendung schädigen. Daher sind salzhaltige Spülungen (auch als „Nasendusche" bezeichnet) eine Alternativmöglichkeit. Eine **teilweise Wirksamkeit** konnte zum Beispiel für Efeuextrakte, die unter anderem als Sirup erhältlich sind, gezeigt werden. Sie helfen, den Schleim zu lösen und wirken beruhigend bei Hustenreiz. Ebenso sind **Probiotika** (also Mittel, die milchsäurebildende Bakterien enthalten) erwiesenermaßen wirksam, wenn es in der Vorbeugung um die Verminderung von Infekten und einer Verkürzung der Krankheitsdauer geht.

9.3.1 Who cares

Wie so oft ist auch hier der erste Ansprechpartner der Hausarzt, also der Allgemeinmediziner. Stellt er fest oder hat er einen Verdacht, was die Ursache für die Halsschmerzen sein könnte, behandelt er entweder selbst oder verweist an einen Hals-Nasen-Ohren-Arzt (z. B. im Fall einer ausgeprägten Rachenentzündung oder eines Abszesses). Ein für den Magen und Darm zuständige Arzt (Gastroenterologe) kann dann helfen, wenn Sodbrennen für die Halsschmerzen der Auslöser sein sollte.

10

Tinnitus

„Alle Menschen haben Tinnitus. Die einen wissen es, die anderen nicht. Therapieziel ist: Es nicht zu wissen".
Vahle

Er schließt die Augen und versucht, an etwas anderes zu denken. Wie war die Planung für morgen? Er hatte sich doch eine To-Do-Liste für die Vorbereitung des Meetings gemacht. Da sind die Änderungen an der Präsentationsfolie, die er auf keinen Fall vergessen darf, sonst wird er furchtbaren Ärger mit dem Chef kriegen. Und die Änderungen des Architekten, die er heute Abend um 23:00 h im E-Mail-Postfach vorgefunden hat, müssen auch berücksichtigt werden. Außerdem hat seine Mutter morgen früh ihren Termin beim Arzt, zu dem er sie vorher noch fahren muss. Nachmittags will er auf die Baustelle, um den Kunden die neuen Ideen zu präsentieren. Was ist abends? Abends ist doch auch was .... Er hält den Atem an und horcht in sich hinein. Ist es weg? Aber sofort nimmt er den leicht fiependen Dauerton wieder sehr genau wahr. Dieses Piepen, das ihn jetzt schon seit zwei Tagen begleitet. Immer. Ohne Unterbrechung. Wie eine lästige Tonspur legt es sich auf alles: Geräusche, Gedanken, Gespräche. Er muss schlafen können, verdammt nochmal, er muss! Sonst wird der Tag morgen zur Katastrophe werden. Aber dieser Ton, der macht ihn verrückt. Und ein wenig Angst.

10.1 Wie entsteht der Tinnitus?

„Ich habe schon einen Tinnitus von dem Gequatsche!", das bedeutet so viel wie: „Mir klingeln die Ohren von Dingen, die ich nicht hören will." Das ist schon nahe an dem, was einen Tinnitus ausmacht. Der Begriff kommt aus dem Lateinischen und bedeutet so viel wie „Klingeln" oder

© Springer-Verlag GmbH Deutschland, ein Teil von Springer Nature 2021
M. Kahl-Scholz, *Symptome als Wegweiser*, https://doi.org/10.1007/978-3-662-59296-0_10

„Geklingel". Man versteht darunter eine gehörte Wahrnehmung, zu der es aber kein passendes Gegenstück außerhalb des Ohrs gibt. Oder anders gesagt: Man hört einen Ton, der so nicht existiert – für einen selber (subjektiv) unbestreitbar schon, aber nicht in der Umgebung und für andere hörbar (objektiv). Und so ein Phantompiepen ist gar nicht selten: Etwa 5 % bis 15 % der Gesamtbevölkerung (in Deutschland sind es etwa drei Millionen Menschen) berichten über so eine derartige Dauerbeschallung, bei 1 % der Betroffenen führt sie dazu, dass der Alltag erheblich eingeschränkt ist bis hin zur Unfähigkeit, den Job ausüben zu können. Viele bekannte Persönlichkeiten, darunter Martin Luther, Jean-Jaques Rousseau, Francisco Goya, Ludwig van Beethoven, Friedrich Smetana, hörten Töne, die es im „Außen" gar nicht gab. Und in den letzten Jahren leiden zunehmend mehr Menschen an Tinnitus, oft begleitet von Hörsturz, Schwindel und einer sehr großen Empfindlichkeit gegenüber Tönen und Geräuschen (die als Hyperakusis bezeichnet wird). Die Folgen sind bei den ausgeprägteren Varianten Schlaf- und Konzentrationsstörungen, Angstzustände, depressive Verstimmungen oder manifeste Depressionen. Wie stark sich die Beeinträchtigung auswirkt, hängt auch davon ab, wie der einzelne den Dauerton empfindet: Der eine nimmt noch so kleine Geräusche als unangenehm wahr, der andere sieht den Ton zwar als störend an, kann aber trotzdem halbwegs gut damit leben (siehe auch Abschn. 10.2).

Die Entstehung des Tinnitus ist noch nicht komplett erforscht. Häufig spielen ein Hörsturz, zu viel Lärm, Durchblutungsstörungen im Innenohr oder Veränderungen der Halswirbelsäule eine Rolle. Auch durch eine Mittelohrentzündung oder degenerative Innenohrerkrankungen (also Erkrankungen, durch die das Innenohr schneller „altert" bzw. „verschließt") kann das lästige Dauerpiepen entstehen. Nicht selten stehen aber vor allem zwei Ursachen unter verstärktem Verdacht: Stress und emotionale Konflikte. Mit letzteren sind Konflikte gemeint, die mit starken negativen Gefühlen verbunden und meistens nicht wirklich abgeschlossen oder ausgestanden sind. Auch Ungleichgewichte im Leben, zum Beispiel zwischen Sollen und Können, zwischen Belastung und Belastbarkeit, können stressbehaftet sein. Nicht selten sind die Betroffenen der festen Überzeugung, dass sie niemals krankwerden, niemals erschöpft sein zu dürfen. Sich Ruhe zuzugestehen ist etwas, das Ihnen schwerfällt und sie daran hindert, auf das zu hören, was der Körper signalisiert: das Bedürfnis nach Pause. Auf der emotionalen Ebene ist ein Tinnitus nicht selten eingerahmt von Existenz-, Zukunfts- und Verlassenheitsängsten sowie unerfüllten Anlehnungs- und Geborgenheitsbedürfnissen sowie chronisch schwelenden Konflikten im beruflichen oder privaten Bereich.

So nebenbei …

Tinnitus und Hörsturz. Was ist jetzt genau der Unterschied zwischen Hörsturz und Tinnitus? Was beim einen zu viel da ist, fehlt beim anderen, denn der Hörsturz zeichnet sich dadurch aus, dass es auf einer Ohrseite plötzlich (quasi sturzartig) zu Hörproblemen kommt („Innenohrschwerhörigkeit") die sich bis hin zum Hörverlust entwickeln können – eine Ursache dafür lässt sich meistens nicht finden. Viele beschreiben auch das Gefühl, „Watte im Ohr" zu haben, Ohrgeräusche (akuter Tinnitus) können hinzukommen und sich auf die Stille legen. Bei der Hälfte der Betroffenen normalisiert sich das Gehör nach Stunden bis ca. zwei Tagen wieder. So oder so sollte bei Hörverlust ein Arzt aufgesucht werden.

Man ist sich mittlerweile einig, dass ein Tinnitus in allen Teilen, die für das Ohren wichtig sind, seinen Ursprung nehmen kann (früher galt die feste Überzeugung, dass er vom Innenohr ausgehen würde, warum als sehr unschöne Therapie der Durchtrennung des Hörnervens verwendet wurde – mit dem Resultat, dass der Tinnitus blieb, der betroffene Mensch aber von da an taub war) – dazu zählen auch die Wahrnehmungsbahnen und -zentren, die sich im Gehirn befinden. Weniger einig ist man sich darüber, was genau wo passiert, sodass es dann im Endeffekt zu der eigenartigen dauerhaften Tonerzeugung kommt. Neuere Studien weisen darauf hin, dass ein Tinnitus vor allem dadurch entsteht, dass eine Störung der akustischen Verarbeitungsprozesse und der unbewussten Wahrnehmung des Gehirns vorliegt.

Unsere Hörbahn besteht aus Fasern, die vom Innenohr zur sogenannten primären und sekundären Hörrinde im Großhirn ziehen. Also im Grunde sind es kleine Kabel, die das Innenohr mit dem Gehirn verbinden, und die die Signale, die wir hören, von A nach B leiten, damit unser Gehirn aus einem „Drrrrring" die Erkenntnis machen kann: „Aufwachen! Der Wecker klingelt." Nun sollte man annehmen, dass, wenn wir abends im Bett liegen und nichts hören außer unserem eigenen Atem, nur noch wenig Verkehr auf der Datenautobahn stattfindet. Aber von wegen: Selbst bei „absoluter Stille" ist Hochbetrieb bei den Hörnerven – unser Gehirn hat allerdings gelernt, dass gerade dieses chaotische Treiben „Stille" ist und zusätzliche (synchronisierte) Impulse als Töne gewertet werden müssen, die von außen können. Dabei ist die synchrone (also gleichzeitige) Wahrnehmung sehr wichtig, weil sie nur zustande kommen kann, wenn auf zwei gesunden Hörseiten gleichzeitig in der Gehörschnecke des Innenohrs die Haarzellen in Anspruch genommen werden, also der Ton auf beiden Seiten gleichzeitig wahrgenommen werden kann.

So viel zur Chaostheorie, die unserem Gehirn viel eher behagt, als regelmäßige oder krankhafte Impulse, denn die bringen das Durcheinander, das unsere Schaltzentrale in die Schublade „Stille" schieben kann, tüchtig ins Wanken: der Tinnitus-Ton bzw. das Tinnitus-Geräusch ist geboren. Es scheint eine gesteigerte Erregung entlang der Hörbahn dafür verantwortlich zu sein, dass zu viele Geisterfahrer auf der Datenautobahn unterwegs sind. Diese Erregung kann manchmal auch durch Reizungen hervorgerufen werden – Reizungen, die ihren Ursprung zum Beispiel auch in Beschwerden der Halswirbelsäule oder Kiefergelenksbeschwerden nehmen können. Man konnte darüber hinaus aber auch durch Studien feststellen, dass bestimmte Bereiche des Gehirns – nämlich limbische, parietale und frontale – einen etwas regeren Austausch mit der Hörrinde pflegen, als es für die Hörrinde gut wäre und so auch für eine Übererregbarkeit sorgen. Außerdem bedingt die für die meisten Betroffenen sehr hohe psychische Belastung, dass wiederrum andere (stressempfindsame) Bereiche des Gehirns stärker aktiviert und angesprochen werden – ein Teufelskreis entsteht, denn Stress wiederrum wirkt sich ungünstig auf den Tinnitus aus.

Es gibt also viele Ansätze und Ideen, warum, wo und wie ein Tinnitus entsteht. So ganz ziel- und passgenau sind sie aber alle nicht. Daher ist es sinnreich, den Ohrton als das zu nehmen, was er in den meisten Fällen ist: ein Alarm des Körpers, der auf irgendeine Form der Überlastung hinweisen könnte.

10.2 Wie zeigt sich der Tinnitus?

Picken, Pochen, Brausen, Brummen, Summen, Rauschen, Schwirren, Säuseln, Zischen, Brodeln, Knarren, Knistern, Knacken, Läuten, Pfeifen, Singen, Klingen – ein Tinnitus kann all das oder eine Kombination aus diesen Geräuschen sein. Betroffenen nehmen verschiedenartigste Geräusche wahr, das Problem ist: gemessen werden kann so ein Tinnitus mit medizinischen Messmethoden nicht. Deswegen ist es zunächst wichtig, den Beschreibungen gut zuzuhören, die der Betroffene selber wiedergeben kann:

- Wie lange dauert der Tinnitus schon an? Kommt er immer wieder?
- Ist er mal lauter, mal leise oder immer gleich stark?
- Gibt es andere Beschwerden, die hinzukommen, wie Hörschwierigkeiten etc.?
- Wie stark schränkt der Tinnitus den Alltag ein? Gibt es Begleitsymptome wie Schlaf- und Konzentrationsstörungen?

Wie stark jemand tatsächlich gehandicapt wird durch einen Tinnitus, ist individuell sehr unterschiedlich:

– Einige empfinden die Ohrgeräusche zwar als störend und unangenehm, werden dadurch jedoch nicht in ihrer Wahrnehmungswelt und Leistungsfähigkeit beeinträchtigt (**kompensierter** Tinnitus).
– Wird der Betroffene aber in seiner geistigen, psychischen und körperlichen Leistungsfähigkeit erheblich beeinträchtigt und unter Umständen krank und arbeitsunfähig, liegt ein **dekompensierter** Tinnitus vor.

Ein Tinnitus kann sich plötzlich oder allmählich einstellen. Die leichteste Form, der akute, vorübergehende, kompensierte Tinnitus, ist als Ohrenklingen sehr verbreitet und harmlos. Die schwerste Form des Tinnitus ist der chronische dekompensierte Tinnitus. Zwischen diesen beiden Extremen gibt es alle denkbaren Zwischenstufen. Eine weitere Unterscheidung kann daher über die Intensität/die Dauer der Geräusche gemacht werden:

– **Akut**: Die Ohrgeräusche treten plötzlich oder innerhalb kurzer Zeit auf.
– **Subakut**: Die Ohrgeräusche beginnen allmählich und werden erst mit der Zeit lauter oder der Tinnitus besteht länger als drei Monate.
– **Chronisch**: Wenn seit dem Auftreten der Hörgeräusche ein Jahr oder mehr vergangen ist, spricht man von einem chronischen Tinnitus.

Unterschieden werden kann darüber hinaus, ob die Geräusche tatsächlich subjektiv (von einem selbst) oder objektiv (von außen betrachtet/von außen kommend) wahrgenommen werden:

– **Subjektiv**: Bei einem subjektiven Tinnitus handelt es sich ebenso wie bei akustischen Halluzinationen um Phantomwahrnehmungen, also um ein Trugbild (in dem Fall ein Trugton), das es nicht gibt. Es gibt keine körperliche Ursache und auch kein von außen kommendes Signal, die/das für das Ohrgeräusch verantwortlich gemacht werden können.
– **Objektiv**: Liegen tatsächlich Ohrgeräusche vor, die der Körper selbst erzeugt (was zum Beispiel passieren kann, wenn es zu einer anhaltenden Verkrampfung des Muskels kommt, der auch als „Spanner des Trommelfells“ bezeichnet wird), spricht man einem „obkjektiven Tinnitus“, der aber sehr selten ist.

Neben den bisher genannten Unterscheidungsmerkmalen kann sich ein Tinnitus auch in einer unterschiedlichen Ausprägung (mild bis leicht) zeigen (Tab. 10.1).

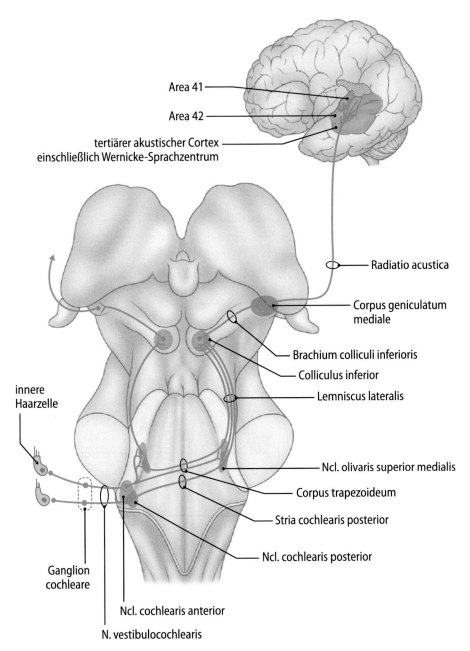

Abb. 10.1 Die Hörbahn. Zu sehen ist der Hirnstamm, in dem wichtige Zwischenstationen bzw. Umschaltpunkte liegen, von denen aus die hörbaren Reize an unterschiedliche Regionen im Gehirn weitergleitet werden. (Aus Zilles/Tillmann 2010)

Tab. 10.1 Ausprägung des Tinnitus

Grad	Beschreibung
1	Das Geräusch ist erträglich, es besteht kein Leidensdruck und keine große Einschränkung.
2	Das Geräusch ist vor allem bei Stille wahrnehmbar und wirkt sich in erster Linie bei stressiger und belastender Situation aus.
3	Das Geräusch sorgt für eine anhaltende Beeinträchtigung des Alltags – sowohl beruflich als auch privat. Es treten emotionale und körperliche Symptome bzw. Konzentrationsschwierigkeiten aus.
4	Die Geräusche sorgen dafür, dass der Alltag nicht mehr bewältigt und der Beruf nicht mehr ausgeübt werden kann.

10.3 Der Wegweiser…

Plötzlich, ohne darum gebeten zu haben, von einem Geräusch besucht zu werden, das sich hartnäckig niederlässt und nicht gedenkt zu gehen, ist für viele Menschen mit Tinnitus nicht nur eine schwierige Situation, sondern ein wahrer Alptraum. Bei einigen bleibt es ein Streifschuss, der nach einigen Stunden oder wenigen Tagen wieder vergessen ist, bei anderen ist die Intensität wesentlich stärker ausgeprägt und länger existent.

Nicht nur Betroffene fühlen sich hilflos, wenn sie an einem Tinnitus leiden, oftmals stehen auch die sie behandelnden Ärzte vor einem Rätsel und der Schwierigkeit, vernünftig mit dem Tinnitus umzugehen. Ganz zu schweigen von den Angehörigen, die sich verständlicherweise meistens nur schwer vorstellen können, wie man von einem Ton gepiesackt werden kann, den es nicht gibt. Im ärztlichen Gespräch sollten Sätze wie „Da ist leider nichts mehr zu machen." oder „Damit müssen Sie leider leben." nicht fallen, denn: Das ist in erster Linie ein, nämlich Quatsch. Es gibt viele therapeutische Ansätze bei der Behandlung eines Tinnitus.

Wichtig ist, dass zunächst genau nach der Ursache geforscht wird – wozu aber auch zählt, dass man als unter einem Tinnitus Leidender den eigenen Lebensstil ehrlich hinterfragen und – viel schwieriger – vielleicht sogar ändern muss. Geht es im Leben nur um Effektivität und Effizienz? Jagd ein Termin den anderen? Gibt es Ruhepausen oder sind die ohnehin unnütz? Hat der Körper nur solange eine Daseinsberechtigung, wie er ohne Störungen funktioniert?

Wie weiter oben schon erklärt: Sein Leben in einer anhaltenden Anspannung und vielleicht „neben sich selbst her" zu leben oder anders gesagt: viel Stress und emotionale Belastung zu schultern, kann dazu führen, dass das Leben kurzerhand einmal bei einem anklingelt, um klarzustellen, dass das kein Dauerzustand sein kann. Deswegen ist es wichtig herauszufinden, ob und was das Leben gerade schwer und anstrengend macht.

Das wäre ein Grund, aber auch handfeste körperliche Ursachen müssen ausgeschlossen werden. Deswegen ist es sinnreich, vor allem das Hörvermögen zu untersuchen und die Frequenz bzw. die Lautstärke des Ohrgeräusches zu bestimmen. Neurologisch-radiologische Untersuchungen können dabei Gefäß- oder Nervenveränderungen ausschließen helfen. Auch Fehlstellungen der Halswirbelsäule, die in einen Zusammenhang mit dem Tinnitus gesetzt werden könnten, sollten bedacht und untersucht werden

Therapieansätze gibt es – wenn körperliche Ursachen ausgeschlossen sind – einige.

Bei einem **akuten Tinnitus** (s. o.) ist es wichtig, dass die Behandlung möglichst umgehend beginnt.

> Ein rascher Therapiebeginn bei akutem Tinnitus führt in den meisten Fällen zum Erfolg.

Bei einem **subakuten Tinnitus** (s. o.) geht es ebenfalls vor allem darum, einer chronischen Entwicklung entgegenzuwirken, also schnell zu handeln, um zu verhindern, dass sich der Ton heimisch fühlt und bleibt. Anders verhält es sich beim **chronischen Tinnitus**, bei dem der Betroffene eher lernen muss, mit dem Tinnitus zu leben, als gegen ihn anzukämpfen (was sehr wahrscheinlich wenig Aussicht auf Erfolg hätte). Am wirksamsten hat sich die kognitive Verhaltenstherapie gezeigt, zusammen mit Entspannungsverfahren wie Biofeedbackmethoden, autogenem Training oder progressiver Muskelrelaxation).

Welche Behandlungen sonst noch bei Tinnitus zum Einsatz kommen, zeigt die folgende Tabelle (Tab. 10.2).

Es ist selten nur der eine Therapieansatz, der zum Ziel oder zumindest zur Verbesserung führt. Deswegen ist es – wie bei vielen Krankheiten so auch beim Tinnitus – sehr wichtig, dass möglichst viele an einem Strang ziehen und man versucht, von „allen Seiten" zu begreifen, woher der Tinnitus kommen und wie man ihn behandeln könnte. Man nennt das in der Medizin einen „interdisziplinären Ansatz", also ein Vorgehen, bei dem viele aus einer unterschiedlichen Disziplin kommenden Therapeuten versuchen, gemeinsam für den Betroffenen das beste Behandlungskonzept zu entwickeln. Im Fall des Tinnitus wären das z. B. der Hausarzt, der HNO-Arzt, Neurologe, vielleicht auch der Orthopäde (bei Beschwerden der Halswirbelsäule oder Kiefers) und der Psychologe. Auch die Kombination aus mehreren Therapieansätzen kann manchmal hilfreicher sein als nur der eine Therapieversuch. Dabei hat sich in

Tab. 10.2   Behandlungsmöglichkeiten zur Tinnitus-Therapie

Behandlungsansatz	Beschreibung
Psychologische Schulung	Betroffenen das Bild zu vermitteln, sie seien „hoffnungslos" krank (im Sinne von „keine Aussicht auf Heilung oder Besserung"), bringt für den Krankheitsverlauf ebenso wenig wie für die innere Einstellung zum Thema. Deswegen werden bei der psychologischen Schulung erklärende Komponenten mit dem verbunden, was man selbst und der Arzt tun kann. Wer seine Beschwerde versteht, ist ihr schon ein ganzes Stück weniger ausgeliefert.
Kognitive Verhaltenstherapie	Wie weiter oben schon geschrieben, ist dieses Verfahren laut Studien am wirksamsten. Der Begriff „kognitiv" kommt vom lateinischen „cognoscere" und bedeutet so viel wie „erkennen". Es geht darum, sich über seine Gedanken, Einstellungen und Erwartungen klar zu werden mit dem Ziel, falsche und belastende Überzeugungen zu erkennen und dann zu verändern. Grundidee dieses Therapieansatzes ist, dass menschliches Verhalten etwas Erlerntes ist – und damit auch Veränderbares, das quasi mit neuen Lerninhalten überschrieben werden kann, vergleichbar einer Datenbank, bei der man bestimmte Inhalte löscht und neue hinzufügt. In einer Verhaltenstherapie geht es darum herauszufinden, ob es bestimmte Verhaltensweisen gibt, die einem das Leben erschweren oder Probleme verstärken. Im zweiten Schritt wird daran gearbeitet, solche Verhaltensweisen zu ändern. Anders gesagt: Wenn der Ton sich schon nicht ändern kann, können das eigene Verhalten und die Einstellung geändert werden.
Individualisierte auditorische Stimulation	Viele Menschen mit Tinnitus nehmen vor allem in einer ruhigen Umgebung ihr Ohrgeräusch noch stärker wahr – und das verstärkt den Stress, denn wer das Gefühl hat, selbst in der Ruhe nicht zu selbiger zu finden, der hat verständlicherweise Schwierigkeiten, sich zu entspannen. Die Idee der auditorischen Stimulation ist es, diesem Geräusch einen anderen Reiz entgegenzusetzen, der sich quasi vor den Tinnitus drängelt. Beispiele sind: – **Tinnitusmasker** erzeugen Umgebungs- oder individuell maßgeschneiderte Geräusche, die dann eher wahrgenommen werden als der Tinnituston in Ruhe. Ob das wirklich zum gewünschten Erfolg führt, darüber sind sich die Studien nicht so recht einig. Eine etwas billigere Variante wäre schlicht ein Zimmerspringbrunnen oder eine App mit Meresrauschen. – **Auditorisches Training** – Es gibt verschiedene Formen, um die Hörwahrnehmung zu trainieren und bestimmte Frequenzen weniger wahrzunehmen als andere (Frequenz-Diskriminations-Training oder Intensitäts-Diskriminations-Training) Allerdings fehlen große Studien, um diese Ergebnisse zu untermauern.

(Fortsetzung)

Tab. 10.2 (Fortsetzung)

Behandlungsansatz	Beschreibung
Tinnitus-Retraining-Therapie	Bei der Tinnitus-Retraining-Therapie werden psychologische Schulung und auditorische Stimulation miteinander kombiniert. Einige Studien konnten positive Effekte nachweisen, allerdings müssten größere Studien folgen, um dieses Ergebnis zu bestätigen.
Neuromodulatorische Therapieansätze	Wie weiter oben beschrieben, spielt vor allem beim chronischen Tinnitus die ziemlich aktive Datenautobahn eine Rolle. Man geht davon aus, dass es zu zentralnervösen Veränderungen kommt und versucht genau dort anzusetzen, also die neurologische Komponente zu verändern: **Neurobiofeedback** – Beim Neurofeedback wird über ein angelegtes EEG gezeigt, welche Hirnströme wie aktiv sind – und wie man sie selbst beeinflussen kann. Neurobiofeedback findet in vielen Bereichen Anwendung und kann auch beim Tinnitus zum Einsatz kommen. Größere Studien, um die Wirksamkeit zu untermauern, fehlen allerdings auch hier. **Repetitive transkranielle Magnetstimulation** – Hier geht es um ein Verfahren, bei dem durch magnetische Impulse die Aktivität oberflächlich lokalisierter Gehirnregionen geändert werden kann – so soll auch ein Einfluss auf den Tinnitus bzw. die Wahrnehmung des Ohrgeräusches genommen werden. **Auditorische Stimulation** –Das bedeutet nichts anderes als eine Anregung durch Hören. Musik kann etwa so verändert werden, dass die Hörstörung quasi verschluckt wird bzw. so in das Frequenzspektrum der Gesamtkomposition integriert, dass sie nicht mehr als Einzelkomponente wahrgenommen wird. Der Tinnitus wird dann sozusagen zu einer von vielen Klarinetten in einem Stück eines mehrköpfigen Orchesters, die man nicht mehr ohne weiteres einzeln heraushören kann. **Coordinated Reset Stimulation** – Hierbei werden kurze Töne über und unter die individuelle Tinnitusfrequenz gelegt, sodass die eigentliche Tinnitusfrequenz nicht mehr wirklich rauszuhören ist. Erste Studien deuten auf eine gute Wirksamkeit dieser Methode hin.
Medikamente	Es gibt derzeit keine wirklich gut wirksamen Tinnitus-Medikamente. Eine kurze Wirkung zeigt Lidocain - ein örtlich wirksames Betäubungsmittel –, das allerdings nicht dauerhaft angewendet werden darf (es wirkt nur kurz, kann dafür aber die eine oder andere Nebenwirkung mitbringen).

Sachen Tinnitus laut Studien vor allem die Kombination aus psychologsicher Schulung, Verhaltenstherapie und auditorischer Stimulation bewährt.

Der Tinnitus ist nach wie vor nicht vollständig erforscht – weder in den Ursachen noch in dem, was in der Behandlung wirklich eine gute Wirksamkeit zeigen könnte. Trotzdem ist das für den Betroffenen noch für den behandelnden Arzt kein Grund, die Flinte ins Korn zu werfen. Der Ansatz, dass mehrere Disziplinen zusammenarbeiten, ist dabei enorm wichtig und wirksam. Für viele Betroffene ist es schon eine Erleichterung, wenn handfeste körperliche Störungen ausgeschlossen werden können (wenn auch nicht für alle, denn keinen offensichtlichen Grund für ein sehr einnehmendes Symptom zu finden, kann auch schwierig sein). Zu wissen, dass das, was man hat, zunächst nichts Bösartiges ist, sorgt meist für eine erste Entlastung. Ist die körperliche Komponente ausgeschlossen, stehen umso mehr die Fragen nach Stress und emotionaler Belastung im Fokus. Auch wenn ein Tinnitus nicht lebensbedrohlich ist, als wichtiges Warnsignal des Körpers sollte er wahr- und ernst genommen werden, damit er im besten Fall nur ein Hinweis bleibt und kein Dauerzustand. Wenn es doch zum letzteren Fall kommt, steht im Mittelpunkt zu lernen, wie man mit (und nicht gegen) den Tinnitus leben kann.

10.3.1 Who cares

Wenn der lästige Ohrton keine Sekundensache ist, sondern bleibt, ist sicher zunächst auch der Hausarzt ein guter erster Ansprechpartner. Aber wie mehrfach oben erwähnt: Es geht hier darum, möglichst von vielen Seiten auf das Problem zu schauen. Daher sind auch der Neurologe, dicht gefolgt vom HNO-Arzt, ebenso wie der (Kiefer-)Orthopäde und Psychologe wichtige Ratgeber, um dem Tinnitus auf den Grund zu gehen.

11

Stimmschwierigkeiten

„Wer stark ist, kann sich erlauben, leise zu sprechen".
Theodore Rossevelt

Professor Schmidt steht unsicher vor dem Auditorium. Es ist nicht sein erster Vortrag und auch nicht das erste Mal, dass er das Thema vorstellt, aber seit einigen Wochen hat er dieses Gefühl im Hals, als wäre alles dick, geschwollen und eigenartig belegt. Deswegen muss er sich immer wieder räuspern. Vor allem dann, wenn er etwas angespannt ist und weiß, dass der Vortrag funktionieren muss und das ständige „Chmmmhmmm" nur störend und irritierend wäre. Professor Schmidt kann sich nicht erklären, warum über die letzten Wochen dieses ungewöhnliche Gefühl zugenommen hat. Zu Beginn der Vortragsreihe war alles reibungslos gelaufen, seine Stimme war klar und ohne Unterbrechung durch den Saal gehallt. Ober doch zum Arzt gehen und sich untersuchen lassen soll?

11.1 Wie entstehen Störungen der Stimme?

Um das zu beantworten, muss erst die Frage geklärt werden: Wie entsteht überhaupt die Stimme? Die Grundausstattung, damit wir uns bemerkbar machen und unsere Stimme erheben können, findet sich in unserem Hals, genauer: im Kehlkopf (Larynx), eines Teils unseres Rachens und das Tor zu

———————————

Ergänzende Information Die elektronische Version dieses Kapitels enthält Zusatzmaterial, das berechtigten Benutzern zur Verfügung steht https://doi.org/10.1007/978-3-662-59296-0_11. Die Videos lassen sich mit Hilfe der SN More Media App abspielen, wenn Sie die gekennzeichneten Abbildungen mit der App scannen.

unserer Luftröhre. Der Kehlkopf (Abb. 11.1) besteht in erster Linie aus knorpeligen Bauteilen, die dafür sorgen, dass der Raum für die Luft offengehalten wird, aber elastisch genug sind, damit wir beweglich im Halsbereich bleiben. Der Schildknorpel legt sich dabei seinem Namen gerecht werdend wie ein schützendes Schild vorne am Hals über den inneren Anteil des Kehlkopfes, der Ringknorpel schließt hinten ab und der Kehldeckelknorpel legt sich schützend über den Kehlkopf, wenn z. B. Nahrung vorbei in die Speiseröhre gleitet. Die kleinen Stellknorpel im Inneren sind wesentlich mit an der Stimmbildung beteiligt – je nachdem, wie sie sich ausrichten, verändern sich auch die Stimmlippen und damit die Stimmbildung.

So nebenbei

Etwas in den falschen Hals bekommen. Woher kommt denn diese Redewendung? Wenn wir etwas „in den falschen Hals bekommen", dann meinen wir damit im übertragenen Sinne, dass wir etwas so verstehen, wie es nicht gemeint war, und im ungünstigsten Fall deswegen erzürnt sind. Ursprünglich bedeutet der Satz aber, dass Flüssigkeit oder Nahrung nicht den Weg nimmt, den sie sollen – nämlich in die Speiseröhre –, sondern unglücklicherweise in die Luftröhre rutschen Prinzipiell ist der Weg zunächst der gleiche, der Kehldeckel entscheidet aber wie eine Weiche am Bahngleis, wohin die Speise rutscht. Legt er sich nicht schnell genug über den Kehlkopf, gelangen Speisereste in die Luftröhre, wo sie natürlich nicht hingehören und für Hustenreiz und Atemnot sorgen.

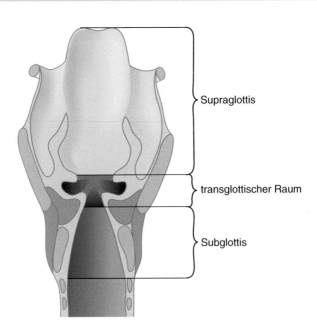

Abb. 11.1 Aufbau des Kehlkopfes mit seinen knorpeligen Anteilen. (Aus Tillmann 2010)

Etliche Bänder und Muskeln verbinden, verstärken oder begleiten die unterschiedlichen Knorpelanteile rund um den Kehlkopf. Im Inneren befinden sich die Stimmlippen. Je nachdem, wie weit sie voneinander entfernt sind, lassen sie mehr oder weniger Luft durch – wie zwei Torwächter, die manchmal einen oder zwei Schritte aufeinander zugehen und dadurch den Durchgang enger machen. Je nachdem, wie viel Luft die Stimmritze passiert, verändert sich auch die Stimme bzw. hat das Einfluss auf die Stimmbildung. Die vielen Muskeln des Kehlkopfes justieren genau, wie weit oder wie nah sich die Stimmlippen kommen. Für den „Sprachmodus" (Phonationsstellung) rücken sie ganz eng zusammen (Abb. 11.2a), für den „Atmungsmodus" (Respirationsstellung) gehen sie auf große Distanz zueinander, um möglichst viel Luft in die Luftröhre und die dahinterliegende Lunge zu lassen (Abb. 11.2b).

So nebenbei

Stimmlippe oder Stimmband? Was ist es denn nun eigentlich – Stimmband, Stimmlippe – das denn guten Ton ausmacht? Die Stimmlippen (die auch Stimmfalten genannt werden) sind schwingungsfähige Strukturen im Kehlkopf. Die eigentlichen Stimmbänder (Ligamentum vocale) sind dabei Bestandteile der Stimmlippe und der Teil, der durch den Luftstrom in Schwingung versetzt wird.

Um nun Laute (die Stimme) zu erzeugen, müssen sich die Stimmlippen eng aneinander befinden, sodass sie durch die Luft, die beim Ausatmen aus der Lunge strömt, in Schwingungen versetzt werden. Wenn die Stimmlippen

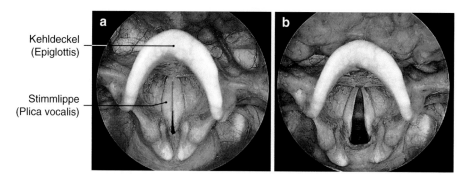

Kehldeckel
(Epiglottis)

Stimmlippe
(Plica vocalis)

Abb. 11.2 **a,b** Aufnahme des Kehlkopfes durch ein Endoskop. **a** Stellung der Stimmlippen für die Sprache (Phonation). **b**. Stellung für die Einatmung (Respiration). (Modifiziert nach Zilles, Tillmann 2010)

straff gespannt sind, schwingen sie schneller und der Ton wird höher. Sind sie entspannt, schwingen sie etwas behäbiger und die erzeugten Töne befinden sich im tiefen Bereich. Auch die Kehlkopfmuskeln haben je nach An- oder Entspannung eine Auswirkung auf die Position und den Spannungszustand der Stimmbänder. Dadurch bringen wir die Höhen und Tiefen in unseren Stimmklang.

So nebenbei

Stimme ist viel, jedoch nicht alles. „Man kann nicht nicht kommunizieren" hat schon Paul Watzlawikgesagt. Herr Watzlawik war seines Zeichens nach unter anderem Kommunikationswissenschaftler und Psychotherapeut und wusste, dass Kommunikation mehr ist als Worte. Aber wenn doch nichts gesagt wird, könnte man dann fragen, was soll man dann verstehen? Wo und wie findet dann Kommunikation statt? Unsere Sprache ist eine – sehr wesentliche – Möglichkeit, um sich zu verständigen, sie bietet sozusagen den Rahmen, den wir mit den anderen Kommunikationszutaten füllen. Mit unserem Gesichtsausdruck (unserer Mimik) sagen wir manchmal mehr als 1000 Worte (oder etwas anderes als die Worte, die aus unserem Mund kommen), unsere Körperhaltung (Gestik) unterstreicht das Gesagte und die darin verborgenen Gefühle. Unsere Betonung lässt ebenfalls erahnen, mit welcher Stimm(e)ung wir sprechen und selbst ein Schweigen kann vielsagend sein. Man fasst die Dinge, die nicht direkt über unsere Stimme ausgedrückt werden, auch als „nonverbalen Kommunikation" zusammen. Wir vermitteln so viel mehr „zwischen den Zeilen" – nicht umsonst gibt es den Satz: „Blicke sagen mehr als 1000 Worte". Jeder kennt die Situation, wenn jemand mit betrübtem Blick, hängenden Schultern und vornübergebeugt auf die Frage nach dem Befinden beteuert, es gehe ihm gut. Vermutlich würden Sie diese Aussage abnicken, aber glauben würden Sie sie nicht. Gleiches gilt, wenn jemand tonlos berichtet, wie viel Spaß er gehabt habe. Unsere Stimmungen schlagen sich wie ein Fingerabdruck auf unsere Stimme nieder – es sei denn, wir sind gut im Schauspielern und haben gelernt, Gefühle professionell zu verdecken. Unsere Stimme kann grollend, boshaft, sarkastisch, säuselnd, gelangweilt, gleichgültig, traurig, niedergeschlagen, euphorisch, hysterisch, müde, matt, drohend, ängstlich, panisch, keck, verführerisch und noch vieles mehr klingen. All das verleiht den gesagten Worten eine Seele, die uns einen Einblick in das Gefühlsleben unseres Gegenübers gewährt. Wie wir uns fühlen, versteckt sich also immer als kleiner blinder Passagier in unserer Stimme.

Wir reden täglich – manche mehr, manche weniger. Egal ob beruflich oder privat, unsere Stimme ist unser Hauptkommunikationsinstrument, was uns meist erst dann klar wird, wenn sie versagt. Aber warum kann uns die Stimme versagen oder zumindest entgleiten?

Wie oben erklärt: Die Stimmlippen und die vielen kleinen Stellmuskeln/-knorpel spielen eine enorm wichtige Rolle bei der Entstehung von (unserem ganz individuellen) Klang. Wenn der Kehlkopf aber nun zum Beispiel entzündet ist (Laryngitis, siehe Abschn. 9.2), schwillt die Schleimhaut an, die sich im Hals und Kehlkopf befindet. Die Stimmbänder sind mitbetroffen und können nicht mehr frei schwingen. Die Folge: Die Stimme klingt heiser. Nicht selten sammelt sich bei einer Entzündung zusätzlich Schleim im Kehlkopf, der eine Stimmbildung ebenfalls erschwert. Die Stimme klingt belegt. Gereizte und in der Folge geschwollene Stimmbänder kann aber auch haben, wer beruflich viel redet, also zum Beispiel Lehrer oder Dozent in der Universität ist. Sänger und Schauspieler zählen auch zu der Berufsgruppe, für die „Stimme" ein wesentliches Arbeitswerkzeug ist. Viel reden und singen heißt auch, die Stimmbänder viel in Anspruch nehmen. Bei trainierten Menschen ist das in der Regel kein Problem, aber wer ganz am Anfang seiner Rednerkarriere steht und vor allem viel laut sprechen muss, der tut das manchmal mit so viel Nachdruck, dass die Stimmbänder permanent unter (An-)Spannung stehen. Jeder, der auf Konzerten, Festivals, Partys oder Demonstrationen (um nur ein paar Möglichkeiten zu nennen), ordentlich mitgegrölt hat (im besten Fall die ganze Nacht durch), weiß sehr genau, dass er sich am nächsten Morgen lautes Reden schenken kann, weil nicht mehr viel Stimme übriggeblieben ist. Die Stimmbänder haben ihr bestes gegeben und ziehen sich etwas eingeschnappt und geschwollen in den Erholungsmodus zurück.

Generell sind die Heiserkeit und der „Räusperzwang" zwei wesentliche Merkmale, die mit einer Stimmstörung einhergehen – mit unterschiedlichen Ursachen.

11.2 Wie zeigen sich Stimmstörungen?

Unter **Heiserkeit** versteht man eine belegte, raue und meist auch leise Stimme. Bei einer komplett tonlosen Stimme spricht man von einer **Aphonie** (was aus dem Griechischen von „nicht" und „Stimme" kommt).

Eine Reizung der Stimmbänder bzw. des Kehlkopfes und daraus resultierend eine Heiserkeit kann entstehen durch (Abb. 11.3)

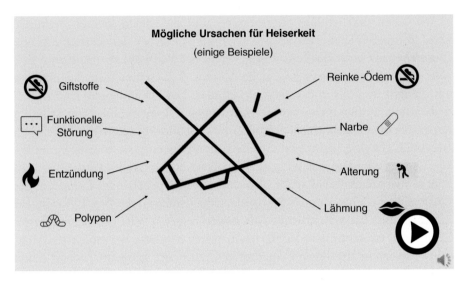

Abb. 11.3 (Video 11.1) Wie und wodurch Heiserkeit entsteht (▶ https://doi.org/10.100 7/000-20y)

… Giftstoffe

Damit sind Stoffe gemeint, die die Stimme (bzw. Stimmbänder und Kehl-kopf) reizen können, sog. „Noxen". Dazu zählt in erster Linie – nicht ganz unerwartet – der Zigarettenrauch. Nicht ohne Grund hört sich die Stimme von jahre(-zehnte-)langen Rauchern kehlig und belegt an. Aber auch hoch-prozentiger Alkohol oder Magensäure (Erbrechen oder Rückfluss von Magen-säure, also „Sodbrennen") kann die Stimmbänder reizen.

Funktionelle Stimmstörungen

Unter einer funktionellen Stimmstörung versteht man eine Störung, für die es keine grundlegende anatomische oder krankheitsbedingte Ursache gibt. Men-schen mit einer funktionellen Sprechstörung neigen schlicht dazu, ihre Stimmbänder unter eine stärkere Anspannung zu setzen, und dadurch schnel-ler den Stimmapparat in den Überforderungsmodus zu bringen. Genau, wie man zum Beispiel die Muskeln im Nackenbereich zu stark anspannen kann, wenn man „unter Strom steht", kann das auch bei den Muskeln der Fall sein, die bei der Stimmbildung beteiligt sind. Wem „vor Aufregung die Stimme versagt" weiß auch, was gemeint ist. Frauen sind von funktionellen Stimm-störungen häufiger betroffen als Männer.

So nebenbei

Ein Wort zum Sonntag. Es ist in der Medizin ein großes Thema, wenn man Patienten betreut. Neben Alkohol und Fettleibigkeit spielt es eine entscheidende auslösende Rolle bei vielen Erkrankungen oder deren Verschlechterung: das **Rauchen**. Es fällt selten auf fruchtbaren Boden, wenn man als Arzt oder Ärztin versucht, den Patienten ins Gewissen zu reden. Die meisten wissen nur zu gut, was sie sich da eigentlich in die Lungen pumpen, aber Sucht bleibt Sucht und der Glaube daran, dass man zu denen gehören wird, die auch noch mit 80 Jahren 25 Zigaretten am Tag ohne Filter vertragen werden, ungebrochen. Und mit Sicherheit gibt es jene, deren Körper sich standhaft wehrt, sich vom Zigarettenrauch etwas anhaben zu lassen – zumindest langfristig, denn eine Wirkung hat jede Zigarette, sonst würde sie nicht süchtig machen. Auch wenn abschreckende Beispiele und ermahnende Zeigefinger nichts bringen und jeder Mensch mit Sicherheit frei über sich und seinen Körper entscheiden kann, einfach noch einmal ein paar Fakten zum Thema Rauchen (und jene, die der Zahlen überdrüssig sind und einfach nur in Ruhe ihre Zigarette rauchen wollen, können den Kasten einfach überspringen): Im Zigarettenrauch finden sich neben dem Suchtstoff Nikotin rund 4800 chemische Substanzen, von denen mehr als 70 Krebs erregend sind oder im Verdacht stehen, es zu sein. Ein paar Beispiele sind Teerstoffe, Chrom, Benzol, Arsen, Blei und das radioaktive Pollonium bzw. die toxischen, also giftigen Substanzen Kohlenmonoxid, Blausäure, Stickoxide und das Seveso-Gift Dioxin. Alles Dinge, die im Körper nichts verloren haben und mit denen er auch nie im friedlichen Nebeneinander leben wollen wird. Wird es ihm zu bunt, versucht er sich zu wehren – manchmal mit weniger effektiven Methoden wie entarteten Zellen. Auch E-Zigaretten, die gedampft werden, sind nicht wirklich „gesünder", wie es gern beworben wird, sie enthalten einfach nur ein paar Schadstoffe und je nach Wahl etwas Nikotin weniger.

Manchmal können die funktionellen Stimmstörungen, vor allem, wenn sie länger anhalten, zu Veränderungen an den Stimmlippen führen. Zunächst vermehrt sich schlicht das Gewebe der Stimmlippen (ein bisschen wie Hornhaut, die sich auf stark beanspruchten Stellen am Fuß bildet und auch nur dem Schutz dienen soll). Es kann auch zu einem Ödem, also einer Ansammlung von Wasser im Gewebe als Zeichen der Reizung, kommen, aus dem sich kleine Knötchen bilden können.

Kehlkopfentzündung (Laryngitis)

Eine Kehlkopfentzündung ist fast bei der Hälfte der Fälle Grund für eine Heiserkeit. Durch die Entzündung – in den meisten Fällen mit Viren – kommt es ebenfalls zu Veränderungen der Stimmlippen.

Stimmlippenpolypen

Stimmlippenpolypen sind kleine Gewebsanhängsel am seitlichen Rand der Stimmlippen, die nicht grundsätzlich zur Standardausrüstung gehören und ebenfalls zu Irritationen der Stimmbildung führen können. Heiserkeit, eine leisere und schnell ermüdbare Stimme sind die Folgen. Hiervon sind eher Männer betroffen.

Reinke-Ödem

Das Reinke-Ödem entsteht vor allem durch Tabakrauch und vor allem bei Frauen im Alter zwischen 40–60 Jahren. Ein Ödem ist eine Wasseransammlung im Gewebe, die für eine Schwellung sorgt.

Rezidivierende Papillomatose

Eine Infektion mit dem humanen Papillomaviren (vor allem die Typen 6, 11, 16 und 18) kann zu einer sogenannten Papillomatose – also der Ausbildung von warzenähnlichen Veränderungen – führen – kommt diese immer mal wieder, spricht man von „rezidivierend".

So nebenbei

Humane Papillowas? Bei den humanen Papillomaviren handelt es sich um eine Gruppe von Viren, die in den unterschiedlichsten Bereichen des menschlichen Körpers zur Bildung von Warzen führen können. Traurige Bekanntheit haben sie vor allem im Zusammenhang mit Infektionen im Genitalbereich gemacht, aus denen sich bösartige Erkrankungen wie der Gebärmutterhalskrebs entwickeln können. Da es sehr viele unterschiedliche Virusvarianten gibt (bisher sind 124 klassifiziert), hat jeder halbwegs erforschte Vertreter dieser Virusgruppe eine Nummer erhalten.

Bei Kindern und Jugendlichen ist sie nicht selten die Ursache für Heiserkeit.

Stimmlippenmalignome

Maligne heißt so viel wie bösartig, in dem Fall, eine bösartige Gewebsveränderung der Stimmbänder. Stimmschwierigkeiten und Heiserkeit können damit einhergehen (was aber noch lange nicht heißt, dass jede Heiserkeit sofort mit etwas Bösartigem in Verbindung gebracht werden muss oder sollte).

Stimmlippennarben

Eine Narbe an den Stimmlippen kann entweder von Geburt an vorhanden oder das Überbleibsel einer schweren Entzündung (z. B. Laryngitis) sein. Die unschöne Folge ist, dass die Stimme konstant heiser klingt und in der Lautstärke eingeschränkt ist.

Altersstimme (Presbyphonie)
Alles an unserem Körper altert – so auch die Stimmlippenmuskeln. Sie bilden sich mit der Zeit zurück, wodurch es zu einer Art „Altersheiserkeit" kommen kann. Außerdem produzieren die Zellen der Stimmlippen nicht mehr so viel Schleim, was dazu führt, dass die Stimmlippen „auf dem Trockenen" sitzen, was den Stimmklang ebenfalls negativ beeinflusst.

Stimmlippenlähmungen
Ist die Stimmlippe nur noch wenig oder komplett unbeweglich, spricht man von einer Stimmlippenlähmung. Sie kann dadurch entstehen, dass der die Stimmlippen versorgende Nerv, der Nervus laryngeus recurrens, geschädigt ist durch zum Beispiel Operationen oder Verletzungen durch Unfälle.

Spasmodische Dysphonie
Eine spasmodische Dysphonie kommt vor allem bei Frauen und im Erwachsenenalter vor. Es kommt zu Verkrampfungen der Schlundmuskulatur, die wiederum eine Auswirkung auf die Anspannung der Stimmlippen haben. Auch dadurch kann die Stimme negativ verändert sein (vor allem „gebrochen" bzw. knarrend und gehaucht).

„Vocal cord dysfunction"
Bei der vocal cord dysfunction kommt es immer wieder zu einer Verengung im Rachenbereich, die dann wiederum für eine Atemnot sorgt (und deswegen auch „Rachen-Asthma" genannt wird). Ursache ist eine übereifrige Schlundmuskulatur, deren Ursachen man noch nicht genau weiß. Allergene sollen eine Rolle spielen.

Psychogene Stimmstörungen
Wie weiter oben schon beschrieben: Stimmung und Stimme sind sehr oft eins. Sind wir traurig, ist das hörbar, sind wir fröhlich, ebenso. Bei psychogenen Stimmstörungen – die vor allem bei frauen im Alter zwischen 20 und 40 auftreten – kommt es zu einer plötzlichen starken Heiserkeit bis hin zum Stimmverlust. Die Untersuchung des Kehlkopfes erbringt nichts, außer einer etwas eingeschränkten Beweglichkeit der Stimmlippen. Spannend ist, dass Untersuchungen darauf hinweisen, dass diesen Symptomen ein einschneiden-

des psychisch belastendes Ereignis vorangeeilt ist, das den Patienten „die Stimme genommen" hat.

11.3 Der Wegweiser ...

Die Stimme erheben, nicht bei guter Stimme sein, die Stimme, die versagt – wenn uns etwas auf das Gemüt schlägt, hat das manchmal auch Auswirkungen auf die Stimme. In jedem Fall zeigt Heiserkeit an: Die Stimmbänder sind – warum auch immer – gereizt und müssen geschont werden. Und zu dieser Schonung gehört, dass man bei einer belegten Stimme das Gefühl des Fremdkörpers, das man dann meist hat, nicht einfach wegräuspert, sondern möglichst durch Schlucken oder Husten versucht zu beseitigen. Warum? Weil durch das Räuspern ein sehr starker Luftstoß erzeugt wird, der zwar effektiv im ersten Moment vorhandenen Schleim entfernt und zunächst für eine Erleichterung sorgt, aber auf lange Sicht auch für eine weitere Reizung der Schleimhäute, die damit mit noch mehr Bildung von Schleim bzw. mit einer Anschwellung reagieren. Ein ordentliches Husten oder ein Herunterschlucken ist wesentlich schonender für die Stimme bzw. die Stimmbänder. Weiterhin hilft es, nicht so viel zu reden wie sonst, sondern die Stimmbänder ruhen zu lassen, wo und wie es geht. Salbeitees können helfen, den Rachen feucht zu halten und wirken desinfizierend, wenn eine Entzündung Ursache sein könnte. Speziell kann man wie folgt versuchen, gegen die Stimmschwierigkeiten anzugehen:

Funktionelle Stimmstörungen
Bei funktionellen Stimmstörungen kann über eine Stimmtherapie nachgedacht werden. Dabei wird über verschiedene Sprech- und Atemübungen versucht, die Stimmüberlastung peu a peu abzubauen.

Kehlkopfentzündung (Laryngitis)
Eine Kehlkopfentzündung heilt nach 1-2 Wochen in der Regel von alleine wieder aus. Wichtig ist auch hier die Stimmschonung (wenn auch keine absolute Stimmruhe). Antibiotika sollten eher nicht zum Einsatz kommen, denn die meisten Kehlkopfentzündungen kommen durch Viren, die über Antibiotika nur müde grinsen können. Kurzum: Es würde nichts bringen außer die normale Flora zu zerstören – es sei denn, es ist definitiv eine bakterielle Ursache nachgewiesen.

Stimmlippenpolyp

Hierbei ist die Therapie der Wahl die Entfernung des Polypen, wenn er Symptome macht.

Reinke-Ödem

Da das Reinke-Ödem vor allem durch Tabakrauch entsteht, ist der erste Schritt ein absoluter Verzicht auf Nikotin. Manchmal hilft auch eine Stimmtherapie, die stimmliche Fehlfunktion zu verbessern.

Rezidivierende Papillomatose

Die durch die Papilloma-Viren entstandenen warzenähnlichen Veränderungen müssen chirurgisch entfernt werden. Es gibt einige Therapieversuche mit Mitteln, die gegen andere Viren gerichtet sind, aber keine eindeutige Empfehlung.

Stimmlippenmalignome

Bei bösartigen Veränderungen hilft häufig nur eins: Raus. In dem Fall mit einem Laser und in der Regel über den Mund. Hier besteht zwar die Gefahr, dass die Heiserkeit aufgrund von Narbenbildung bestehen bleibt, aber „Weiterwachsen" wäre auch keine gute Alternative.

Stimmlippennarben

Narbengewebe kann – wenn es dazu führt, dass andere Strukturen nicht mehr frei schwingen – je nach Ausprägung durch einen chirurgischen Eingriff gelockert werden. Aber Fakt ist: Jeder Schnitt bedeutet wieder eine neue Vernarbung. Eine andere Möglichkeit ist die Stimmhterapie.

Altersstimme (Presbyphonie)

Auch hier ist eine Stimmtherapie ein Ansatz, der hilft, entspannter zu atmen und zu reden und so auch die Stimme zu entlasten.

Stimmlippenlähmungen

Hier macht es Sinn, mit einer logopädischen (also auch stimmtherapeutischen) Therapie die Stimmqualität zu verbessern. Wenn das nicht von Erfolg begleitet ist, gibt es einige chirurgische Möglichkeiten, um die Stimme wiederherzustellen oder es zumindestens zu versuchen.

Spasmodische Dysphonie
Botox findet nicht nur zur Faltentherapie eine Anwendung, sondern auch in diesem Fall. Die betroffenen Stimmlippenmuskeln werden durch Botulinumtoxin wieder entspannt.

„Vocal cord dysfunction"
Die Atemnotanfälle, die mit der vocal cord dysfunction einhergehen, sind durch spezielle Atemtechniken meistens beherrschbar.

Psychogene Stimmstörungen
Hilfreich ist in solchen Fällen eine psychotherapeutische Verhaltenstherapie, eine Stimmtherapie ist meistens wirkungslos, da der Stimmapparat in der Regel nicht gestört ist.

11.3.1 Who cares

Neben dem obligatorischen Aufsuchen des Hausarztes macht durchaus auch der direkte Gang zu einem HNO-Arzt durchaus Sinn, da er am ehesten über die geeigneten Untersuchungsmethoden verfügt, um sich den Kehlkopf bzw. die Stimmlippen genau anzuschauen.

Teil IV

Magen/Darm

12

Durchfall

„Der Darm ist das Tor zum Leben".
Asiatisches Sprichwort

„Komm schon, nicht jetzt!" Andrea schaut sich verkniffen in dem engen Rettungswagen um und in die fragenden Augen ihres Kollegen, der gerade versucht, bei dem Patienten auf der Liege einen Zugang in die Vene zu schieben. „Jetzt nicht was?" fragt er irritiert zurück. „Nichts, vergiss es, Du warst nicht gemeint!" zischt Andrea zwischen zusammengebissenen Zähnen und mit leicht gekrümmtem Oberkörper hervor. „Geht's Dir gut?" fragt er noch einmal nach, während sein Blick bereits wieder auf dem Arm und der Nadel in seiner Hand ruht. „Geht." Andrea schaut sehnsüchtig aus dem Fenster. Es ist zum Verrückt werden. In letzter Zeit ist das bestimmt schon vier Mal passiert – jedes Mal, wenn sie einen Einsatz fahren musste, meldete sich plötzlich ihr Darm. Und zwar ziemlich eindringlich und fordern. So wie jetzt. „Kommst Du gleich kurz allein klar?" fragt Andrea ihren Kollegen. Er blickt fragend hoch, ohne zu antworten. „Ich muss gleich dringend …", sie macht ein gequältes Gesicht. „Ah, okay. Keine Details.", er nickt und hängt den Tropf an. Kaum dass der Wagen steht und die Türen geöffnet sind, stürmt Andrea raus und in Richtung Personaltoilette des Krankenhauses.

12.1 Wie entsteht Durchfall?

Oder ganz von vorne gefragt: Ab wann redet man überhaupt von Durchfall? Durchfall liegt dann – im medizinischen Sinne – vor, wenn man mehr als dreimal pro Tag deswegen die Toilette aufsucht oder wenn das Volumen dessen, was man auf der Toilette zurücklässt, mehr als 200 g pro Tag beträgt –

© Springer-Verlag GmbH Deutschland, ein Teil von Springer Nature 2021
M. Kahl-Scholz, *Symptome als Wegweiser*, https://doi.org/10.1007/978-3-662-59296-0_12

worunter man sich schwer etwas vorstellen kann (zum Vergleich: Der tägliche Schnitt in den westlichen Ländern liegt bei 105 bis 140 g am Tag, allerdings kann bei vegetarischer Ernährung – weil reich an Ballaststoffen, s. u. – das Stuhlgewicht auch bis 350 g pro Tag betragen). Neben der Menge und der Häufigkeit spielt aber auch – so ungern man generell über dieses Thema redet – die Beschaffenheit eine Rolle. Durchfall heißt eben auch, dass das verdaute Essen im mehr flüssigem, denn festem Zustand den Weg nach draußen sucht – mit einem wesentlich höheren Wassergehalt (von meist bis zu 80%).

Hier gibt es immer eine breite Range zwischen dem, was individuell oder tagesabhängig unterschiedlich ist und dem, was krankhaft anmutet. Ballaststoffreiches Essen beispielsweise sorgt für eine fluffigere Beschaffenheit, während sehr fett- und proteinreiches Essen eher stopfen kann.

So nebenbei

Hart rein, weich raus – und andersherum. Ballaststoffe heißen nicht ohne Grund so, wie sie heißen – denn was den Nährwert angeht, sind sie für unseren Körper uninteressant, also: Ballast. Besondere Ballastbomben finden sich zum Beispiel in Hülsenfrüchten, Körnern, Gemüse und Obst, also in all den Nahrungsmitteln, denen per se schon der Ruf vorauseilt, gesund zu sein. Der Darm kann die in ihnen enthaltenen Ballaststoffe kaum oder gar nicht verdauen, was nicht heißt, dass sie nicht trotzdem nützlich sind. Zum einen sorgen sie dafür, dass sich schlicht und ergreifend mehr im Darm befindet und das regt den Darm an, dieses „Mehr" nach draußen zu befördern. Er schlummert also nicht träge vor sich hin, sondern trainiert fleißig seine eigentliche Bestimmung: Verdauung und Transport. Außerdem dienen die wasserlöslichen Ballaststoffe der Darmflora als Nahrung – und eine gepflegte Darmflora ist in Sachen Gesundheit verdammt viel wert (s. u.).

Andere Faktoren, die mitbestimmen, wie der Rest vom Fest rauskommt, können Medikamente, Stress und Extremsport sein – wobei letzterer eher zu einer Verstopfung führen kann. Jetzt mag man meinen: „Okay, wir reden hier von einem häufigeren Benutzen von Keramik, weil etwas mehr Wasser den Körper verlässt, was soll daran schlimm sein?" Solange der Körper die Flüssigkeit, die er wegen dem Durchfall verliert, zeitnah wieder zurückerhält (ohne sie direkt wieder durch den nächsten Gang zur Toilette nach oben oder unten abzugeben), liegt der „flotte Otto" auf der Gefährlichkeitsskala der Erkrankungen eher im unteren Bereich. Gibt der Körper aber schneller Wasser ab, als man nachliefern kann (oder behält es gar nicht erst lange drin), kann so eine Durchfallerkrankung weit nach oben auf der Skala rutschen. Wir bestehen nun einmal zu einem großen Prozentsatz (zwischen 60 bis 85%) aus Was-

ser. Gerade bei kleinen Kindern und älteren Menschen gilt es, bei Durchfall-
erkrankungen ein wachsames Auge auf den Wasserhaushalt zu haben, um eine
sog. Exsikkose zu verhindern (was übersetzt so viel heißt wie „austrocknen").
Ein nicht immer vorhandenes, aber mögliches Zeichen (vor allen bei Säuglingen) sind die „stehenden Hautfalten". Wenn wir die Haut an unserem
Handrücken vorsichtig zwischen zwei Fingern nehmen und nach oben ziehen, sollte sie im besten Fall schwungvoll elastisch wieder in ihrer Ausgangs-
position landen. Bei Menschen mit Flüssigkeitsmangel kann es aber sein, dass
die Hautfalte einfach stehenbleibt, weil das Gewebe durch den Wassermangel
weniger elastisch geworden ist (bei älteren Menschen kann so eine Hautfalte
allerdings auch dadurch stehenbleiben, dass ihr Gewebe aufgrund des Alte-
rungsprozesses an Spannkraft eingebüßt hat).

Durchfall kann durch unterschiedliche Ursachen entstehen. Einige wichtige sind im Folgenden erklärt:

Durchfall durch Osmose

Osmose bedeutet in etwa, dass kleine Teilchen durch eine besonders struktu-
rierte „Trennwand" hindurchfließen – in dem Fall, ist es das Wasser im Darm/
der Darmwand, das sich durch bestimmte Stoffe aus der Nahrung oder Medikamente angezogen fühlt und wie eine Ratte vom Rattenfänger nach draußen
bugsieren lässt. Mehr Flüssigkeit heißt auch flüssiger Stuhlgang, also durch-
fallartig. Wer zum Beispiel eine Milchzuckerunverträglichkeit hat oder schon
einmal in Kontakt mit Abführmitteln gekommen ist oder zu tief in die Nah-
rungsmittelkiste mit den Zuckerersatzstoffen (wie Sorbitol) geschaut hat, der
weiß sehr genau, was hier beschrieben wird.

Durchfall durch einen sehr regen Darm (hypermotil)

Wie oben beschrieben ist die eigentliche Aufgabe des Darms die Verdauung und der Weiter- bzw. Abtransport der Nahrung. Wenn er die letzte
Aufgabe zu genau nimmt bzw. sich geradezu hineinsteigert, ist das Resultat, dass die Nahrung überhaupt nicht richtig verdaut werden kann, weil
sie zu kurz im Darm bleibt. Ein Reizdarmsyndrom (s. u. und Beispiel zu
Beginn) kann Ursache sein, aber auch zum Beispiel eine Überfunktion der
Schilddrüse.

Durchfall durch Wasserabgabe (sekretorisch)

Wenn die Darmschleimhaut mit giftigen Substanzen aus der Nahrung in
Kontakt kommt, dann ist ein Selbstschutzmechanismus die (freiwillige) Ab-
gabe von Wasser und Elektrolyten (denen wieder Wasser folgen würde) in das
Darminnere. Ziel ist, alles Schädliche raus zu spülen, was aber auch manch-

mal des Guten zu viel sein kann. Bei chronischen Entzündungen der Darm-schleimhaut kann es ebenfalls dazu kommen, das zu viel Wasser den Körper über den Darm verlässt. Bestimmte Abführmittel basieren ebenfalls auf dem Prinzip, dem Darm Wasser zu entziehen und so das verstopfte Rohr zu fluten.

Durchfall durch entzündliche Veränderungen (exsudativ)
Greifen Bakterien oder Parasiten den Darm an oder liegt eine chronisch-entzündliche Erkrankung vor, dann kann es dazu kommen, das vermehrt Schleim gebildet wird, manchmal - durch kleine Verletzungen der Schleim-haut - mit Blutbeimengungen. Die Colitis ulcerosa ist ein klassisches Beispiel für eine solche chronisch-entzündliche Erkrankung des Darms, bei der es zu so etwas kommt, seltener auch bei Morbus Crohn.

Durchfall durch fehlende Enzyme (Fettstuhl)
Wenn die Gallenblase fehlt oder die Bauchspeicheldrüse nicht so effektiv ar-beitet, wie sie sollte, dann sind bestimmte Verdauungsenzyme nicht genügend vorhanden. Enzyme kann man sich dieses Mal wie kleine Nussknacker vor-stellen, die in dem Fall nicht Hasel- oder Wallnüsse, sondern bestimmte Fette knacken, damit der Darm sie besser verdauen kann. Fehlen sie, bleibt Fett zurück, dass nicht zurückbleiben sollte und es entsteht der sog. „Fettstuhl".

12.2   Wie zeigt sich Durchfall?

Die vorherigen Absätze haben gezeigt: Durchfall ist nicht gleich Durchfall. In der Medizin gibt es weitere Kriterien, nach denen man den Verdächtigen ver-sucht, genauer zu beschreiben. Dabei spielt vor allem auch eine Rolle, ob es Begleitsymptome gibt.

Akuter Durchfall
Wenn jemand von „jetzt auf gleich" unter Durchfall leidet und auf die Toilette gezwungen wird, dann sind zwei Ursachen stark im Fokus: eine Entzündung und eine Unverträglichkeit/Nahrungsmittelvergiftung. Es gibt zahlreiche Er-reger, die nicht direkt selbst etwas im Darm ausrichten, sondern ihre Gifte (auch Toxine genannt) die Arbeit erledigen lassen. Sie haben so exotische Na-men wie Clostridium perfringens oder Bacillus cereus. Zwei sehr bekannte Vertreter sind der Staphylococcus aureus und das Vibrio cholera-Toxin – das für die Cholera verantwortlich ist, einer sehr schweren Durchfallerkrankung.

Liegt eine entzündliche Ursache zugrunde, dann sind nicht selten auch Fieber und Erbrechen Begleiter des Durchfalls. Und wer schon einmal etwas von Salmonellen gehört hat, der kennt den ersten Vertreter der Gruppe an Erregern, der einen entzündlichen Durchfall auslösen kann. Ein weiterer wäre Campylobacter jejuni.

Chronischer Durchfall

Der chronische Durchfall wird beschrieben als ein Durchfall, der mehr als zwei bis drei Wochen anhält. Die Ursachen dafür können sehr unterschiedlich sein und reichen von Nahrungsmittelunverträglichkeiten (Gluten, Sorbitol, Lactose etc.) über chronische Entzündungen (Morbus Crohn oder Colitis ulcerosa) bis hin zu Erkrankungen anderer Organe (zum Beispiel der Gallenblase, sodass fettverdauende Enzymnussknacker fehlen, s. o.)

Der falsche Durchfall

Beim falschen Durchfall muss der Betroffene zwar häufiger das stille Örtchen aufsuchen, aber tatsächlich nicht mehr Inhalt nach draußen befördern. Der Grund kann etwa in einem überreaktiven und sensibilisierten Darm liegen oder tatsächlich daran, dass der Schließmuskel, der Drinnen von Draußen trennt, nicht mehr einwandfrei funktioniert.

So nebenbei

Gereizter Verdauungsapparat. Vielleicht haben Sie es schon einmal gehört, das Stichwort „Reizdarm" oder „Reizmagen". Immer häufiger fällt es, immer mehr Menschen scheinen daran zu leiden. Es zeigt sich durch immer wiederkehrende Beschwerden im Magen-Darm-Bereich, wie krampfhafte Schmerzen, plötzliche Durchfälle, Übelkeit etc. Häufig kommen diese Symptome in Stresssituationen vor und sind im Moment des Auftretens für den Betroffenen nicht beherrschbar. Einen Reizmagen oder -darm haben – was genau bedeutet das? Um einen Reizmagen oder -darm diagnostisch dingfest zu machen, müssen **drei** wesentliche Kriterien erfüllt sein. Die Beschwerden (Bauchschmerzen, Blähungen, Änderungen der Stuhlgewohnheiten) bestehen **länger als drei Monate** und beziehen sich auf den Darm. Es kommt zu einer für den Patienten spürbaren **Einschränkung der Lebensqualität. Andere Krankheitsbilder,** bei denen ähnliche Symptome auftreten, konnten **ausgeschlossen** werden. Die Gründe für ein solches Syndrom sind noch nicht abschließend geklärt. Es gibt den Ansatz, dass eine Glutensensitivität Ursache sein könnte, häufig entstehen Reizdarmsymptome aber auch nach einer Magen-Darm-Infektion, sozusagen als Überreaktivität des Darms. Weitere Entstehungsideen gehen von einer Fehlbesiedlung der Darmflora aus oder der Beteiligung von Stoffwechselkrankheiten, wie Diabetes mellitus. Fakt ist, dass vor allem nach verstärktem Stress oder belastenden Situationen die Symptome zunehmen. Daher wird einerseits von einer körperlichen, aber auch von einer psychischen Komponente bei der Entstehung bzw. Ausprägung des Reizdarmsyndroms ausgegangen. Immer mehr rückt auch das sog. Bauchhirn in den Fokus, dahingehend, dass unsere Gefühle nicht ganz unwesentlichen von den kleinen Bewohnern in unserem Darm mitbestimmt werden. Die Mikroflora, der Bakterienteppich, der unseren Verdauungsapparat auskleidet, hat ganz offensichtlich viel mehr Einfluss, als man bisher angenommen hat. Die Forschungen dazu stecken immer noch in den Kinderschuhen, aber was sie bisher ergeben haben, ist schon faszinierend und lässt ahnen, dass es auf diesem Gebiet noch so viel mehr zu entdecken gibt. Nur ein Beispiel: Mäuse einer normalerweise eher furchtsamen Rasse wurden mit Antibiotika behandelt, ihre Darmbakterien also durcheinandergewirbelt, mit dem Ergebnis, dass die Mäuse plötzlich wagemutiger reagierten. In einem anderen Experiment wurden Darmbakterien von einer eher zurückhaltenden Mäuserasse auf eine mehr mutige übertagen und andersherum. Mit dem verblüffenden Resultat, dass beide Rassen plötzlich die jeweiligen Eigenschaften der anderen Rasse zeigten. Diagnostisch ist beim Reizdarm/-magen jedenfalls wichtig, zunächst alle anderen Erkrankungen auszuschließen, die bei den Symptomen infrage kämen, was in der Regel eine komplette Magen-Darm-Diagnostik und Blutuntersuchung bedeutet. Die Therapie orientiert sich vor allem an den Symptomen und beschränkt sich im Wesentlichen auf bestimmte Ernährungsumstellungen, psychotherapeutische Maßnahmen und ggf. medikamentöser Unterstützung bei Schmerzen, Krämpfen und Verstopfung.

12.3   Der Wegweiser …

Durchfall durch Osmose

Eine Milchzucker- oder Glutenunverträglichkeit (also eine Unverträglichkeit des Weizenproteins) kann zu dieser Durchfall variante führen. Gleiches gilt für Sorbitol, einem Zuckerersatzstoff, der aber nicht nur zum Süßen, sondern auch zum „Feuchthalten" (im Sinne von „tätschig") von Lebensmitteln verwendet wird. Ein „Zu viel" davon sorgt ebenfalls für einen Durchfall durch Osmose. Daher macht es Sinn, ein Ernährungstagebuch zu führen. Was esse ich wann und wie geht es mir direkt oder ein paar Stunden danach?

Durchfall durch einen sehr regen Darm (hypermotil)

Wenn der Darm zu aktiv ist, wie beim Reizdarmsyndrom (s. o.), oder eine zu aktive Schilddrüse ihm einheizt, dann bewegt er sich mehr und häufiger als ursprünglich angedacht. Daher sind hier die Untersuchung der Schilddrüse und die Untersuchung auf ein Reizdarmsyndrom sinnreich.

Durchfall durch Wasserabgabe (sekretorisch)

Giftige Substanzen können dafür sorgen, dass der Darm von selbst „nachspült" oder durch Abführmittel dazu „gezwungen" wird. Hier lautet also die Frage: Kann es sein, dass man etwas gegessen hat, das vielleicht nicht mehr ganz einwandfrei war? Oder kann eine chronisch-entzündliche Darmerkrankung der Grund sein?

Durchfall durch entzündliche Veränderungen (exsudativ)

Bakterien, Parasiten, Viren und chronisch-entzündliche Darmveränderungen können die Ursache für einen exsudativen Durchfall sein. Fragen, die hier weiterhelfen können, sind: Gibt es in der Umgebung derzeit eine Durchfallerkrankung, die die Runde macht? Oder war man vielleicht im Wald unterwegs, hat dort – ohne die Hände vorher zu waschen - etwas gegessen und könnte damit zum Beispiel die Tür für einen Fuchsbandwurm geöffnet haben?

Durchfall durch fehlende Enzyme (Fettstuhl)

Gallenblase und Bauchspeicheldrüse helfen tatkräftig mit, wenn es um die Verdauung geht. Durch die in ihnen gebildeten Enzyme können Fette im Darm teilweise erst gespalten werden. Liegen Funktionsstörungen dieser beiden Organe vor bzw. fehlt die Gallenblase, kann es zum Fettstuhl kommen. Der Stuhl ist meist reichlich, eher hellbraun, von einer schaumigen Konsistenz und häufig sehr übelriechend. Begleitsymptome können Blähungen, Bauchschmerzen und Völlegefühl sein.

Akuter Durchfall

Bei akuten Durchfällen, die in der Regel nach 2–3 Wochen wieder abklingen, sollte an

- Entzündungen,
- Unverträglichkeiten und
- Nahrungsmittelvergiftungen

gedacht werden.

Ganz wichtig ist hier der Flüssigkeitsausgleich, denn der Darm gibt in kurzer Zeit größere Mengen Flüssigkeit und Elektrolyte ab, was sehr schnell dazu führen kann, dass dem Körper selbst nicht mehr genug bleibt. Kommt dann noch Erbrechen hinzu, wird der Flüssigkeitsverlust rasch kritisch – vor allem bei älteren Menschen und sehr kleinen Kindern (s. o.). Elektrolytlösungen aus der Apotheke können helfen, den Elektrolythaushalt rasch wieder ins Gleichgewicht zu bringen.

Chronischer Durchfall

Bei chronischem Durchfall (länger als 3–4 Wochen) muss sehr genau untersucht werden, was die Ursache dafür sein könnte, dass der Darm nicht mehr in den Normalmodus zurückfinden kann. Es ist hilfreich, wenn der Betroffene vorher genau beobachtet und festhält, wann oder wodurch die Durchfälle auftreten. Verstärken sie sich durch Stress? Oder bestimmtes Essen? Oder beides hat gar nichts damit zu tun?

So nebenbei

Verkorkt. Bei einer akuten Durchfallerkrankung kann es manchmal ratsam sein, dem Durchfall entgegenzuwirken, damit tatsächlich nicht zu viel Flüssigkeit den Körper verlässt. Dafür gibt es Medikamente, die für eine gewisse Zeit die Darmaktivität stoppen. So kann der Darm nichts nach außen befördern- keine Flüssigkeit zum Beispiel, allerdings auch keine giftigen Substanzen oder Substanzen, die er nicht verträgt bzw. kleine Erreger, die ihm das Leben schwermachen. Kurzum: So eine Behandlung ist mit absoluter Vorsicht zu genießen und allenfalls für eine kurze Zeit praktikabel.

12.3.1 Who cares

Erster Ansprechpartner ist der Hausarzt. Viel kann er bei akuten Durchfällen in der Regel auch nicht machen, denn das wichtigste ist tatsächlich Bettruhe und Flüssigkeit, Flüssigkeit und Flüssigkeit, damit der Körper nicht austrocknet. Genau darauf wird der Allgemeinmediziner ein Auge haben. Ob eine Stuhldiagnostik Sinn macht, um einen möglichen Auslöser zu ermitteln, ist von Fall zu Fall und den dazugehörigen Begleitsymptomen unterschiedlich. Bei chronischen Durchfällen muss der gesamte Magen-Darm-Trakt genauestens untersucht werden, wofür der Gastroenterologe zuständig ist.

13

Verstopfung

„Glück besteht aus einem soliden Bankkonto, einer guten Köchin und einer tadellosen Verdauung".
Jean-Jacques Rousseau

„Ich fühle mich wie ein Ballon." Sandra sieht ihre Freundin unglücklich an, während sie die Laufschuhe ausziehen. „Du siehst aber nicht wie einer aus, wenn es Dich beruhigt." Anna blickt Sandra etwas unsicher grinsend an, das Thema ist ihr unangenehm und sie möchte nichts lieber, als wieder auf etwas anderes zu sprechen zu kommen, aber Sandra sieht nicht so aus, als wäre sie damit fertig. „Ich habe jetzt seit drei Tagen nicht …, Du weißt schon." Anna nickt etwas peinlich berührt und starrt interessiert ihre Fußspitzen an. „Meine Oma", erzählt sie ihren Schuhen, „hat auch mal solche Probleme gehabt. Sie hat auf Backpflaumen geschworen. Und auf Leinsamen." „Hmpf." grunzt es aus Sandras Ecke. „Ich kann das zwar versuchen, aber was ist, wenn das tatsächlich anschlägt und ich morgen auf dem Marathon , Du weißt schon." „Glück im Unglück?" fragt Anna entschuldigend mit hochgezogenen Schultern. „Vielleicht liegt es aber auch genau daran? Du hast in den letzten Tagen viel trainiert und kaum was gegessen – wo nix ist …."

13.1 Wie entsteht Verstopfung?

Ein heikles Thema, über das niemand gerne spricht – Verstopfung. Es rangiert ungefähr in einer Liga mit Inkontinenz, Blasenentzündungen oder Infektionen im Intimbereich. Dabei sind all das Erkrankungen bzw. Symptome, die so viel mehr Menschen treffen, als man meinen mag. Unter (zeitweiser) Verstopfung leidet z. B. etwa 1/5 der deutschen Bevölkerung.

© Springer-Verlag GmbH Deutschland, ein Teil von Springer Nature 2021
M. Kahl-Scholz, *Symptome als Wegweiser*, https://doi.org/10.1007/978-3-662-59296-0_13

Eine „gesunde" Darmpassage, also der Weg von dem, was wir zu uns nehmen, zu dem, was wir von uns geben, hängt von sehr vielen Faktoren ab. Deswegen verwundert es nicht, dass es z. B. nur anderer Nahrungsmittel bedarf und schon ist der Weg nach draußen erschwert.

Was ist denn eigentlich „normal", wenn es um die Zeit geht, die Nahrungsstoffe in uns brauchen bis zum Exit? Und in welcher Konsistenz sollte uns der Rest vom Fest idealerweise verlassen? Wie so oft, ist auch das ganz individuell. Die Angaben schwanken zwischen acht und 72 Stunden und die Konsistenz kann von breiig weich bis knüppelhart alles sein (im letzteren Fall ist das auf Dauer nicht gut für das empfindliche Venennetz am Endausgang und Grundlage für die Entstehung von vergrößerten Hämorrhoiden, die dann für Juckreiz und Brennen sorgen können). Eine physiologische (also normale) Verdauung zeichnet sich prinzipiell durch eine gewisse Regelmäßigkeit aus und dass sie weder anstrengend noch schmerzhaft sein sollte. Pathologisch (also krankhaft) wird es dann, wenn wirklich nur noch sehr unregelmäßig oder verbunden mit viel Hilfe (z. B. starkem Pressen) raus kann, was raus muss. Von (chronischer) Verstopfung redet man dann, wenn über mehrere Monate der Stuhlgang immer wieder mindestens vier Tage ausbleibt und nur unvollständig oder unter großen Mühen erfolgen kann. Der Begriff „Stuhlgang" kommt übrigens aus der Zeit, in der man tatsächlich noch einen richtigen Stuhl als Toilette benutzte, in dessen Sitzfläche ein Loch eingelassen war, unter dem der Nachttopf stand. Der „Gang zum Stuhl" war in diesem Fall nicht nur dem Sitzen gewidmet.

13.2 Wie zeigt sich Verstopfung?

Wodran liegt`s? Es gibt drei Sollbruchstellen, an denen es zu Störungen und infolgedessen dann auch zur Verstopfung kommen kann:

1. Der Darm ist eine faule Socke (kologene Obstipation – Kolon ist das medizinische Fachwort für Dickdarm, Obstipation bedeutet so viel wie das Gedrängtsein oder dichtes Zusammendrängen): Eigentlich sind der Dünn- und der Dickdarm echte Sportler und bewegen sich gerne. Damit sorgen sie dafür, dass ihr Inhalt immer schön in Richtung Ausgang geschoben wird. Wenn aber z. B. zu wenige Ballaststoffe in der Nahrung sind (die für den Darm so etwas wie den Stachel im Po darstellen, siehe auch Kap. 12) oder aber eine Grunderkrankung vorliegt, bei der die Darmmuskulatur bzw. das Darmnervengeflecht in Mitleidenschaft gezogen werden (Diabetes mellitus, Schilddrüsenunterfunktion, Morbus Parkinson, Sklerodermie etc.), kann es dazu kommen, dass der Darm nicht mehr fleißig schiebt, sondern liegen lässt (sog. verlängerter Kolontransit). Immer mehr Wasser

wird zurückgeholt, der Stuhl zunehmend härter. Auch Medikamente (allen voran z. B. Morphin, ein starkes Schmerzmittel, aber auch Schlafmittel oder Säureblocker) können den Darm vorübergehend in den narkoleptischen Zustand versetzen.

2. Der Zugang sitzt zu (anorektale Obstipation): Damit etwas raus kann, muss es einen funktionstüchtigen Ausgang geben. Bei der anorektalen Obstipation ist das leider nicht mehr der Fall. Daran schuld können z. B. Verengungen des Analkanals (also dem letzten Endstück des Darmtunnels) sein oder Aussackungen im Enddarm. Auch Störungen des Schließmuskels, also des Türstehers nach draußen, können dazu führen, dass so leicht keiner oder nichts mehr raus kann.

3. Nichts Genaues weiß man nicht (idiopathische Obstipation): Was, wenn der Darm für all das gar nichts kann? Dann redet man von idiopathischen, also nicht erklärbaren/erkennbaren Ursachen. Schuld sind dann eher äußere Umstände, wie Stressfaktoren oder das Reizdarmsyndrom (siehe Kap. 12), was für ein Auf und Ab sorgt. Oder aber Extremsport (siehe Fallbeispiel), der dem Körper viel Flüssigkeit entzieht, aber auch dafür sorgt, dass die Kraft eher in die Muskeln, denn in die Verdauung fließt, und deswegen eine geregelte Entleerung erschwert.

4. Eine besondere Form der Verstopfung ist die sogenannte Reise-Verstopfung, die durch andersartiges Essen, anderes Klima (mehr Hitze, weniger Flüssigkeit im Körper), eine andere Zeitzone oder generell einen anderen Tagesrhythmus in fremden Ländern vorübergehend auftreten kann.

In vielen Fällen lässt sich auch gar nicht unbedingt dingfest machen, wer oder was die Hürde nach draußen aufgebaut hat. In der Regel sind die Hürden auch nicht unmittelbar und unbedingt behandlungsbedürftig. Nicht immer ist „gefühlt" auch gleichzeitig „vorhanden", das heißt, nicht jeder, der sich verstopft fühlt, ist es auch tatsächlich und kann weniger als dreimal die Woche zur Toilette. Wenn der Betroffene allerdings stark leidet, dann gibt es einige Mittel und Wege, um die Hürden aus dem Weg zu räumen (s. u., „Mission rohrfrei").

13.3 Der Wegweiser …

Wer das Gefühl hat, es funktioniert nicht so wie sonst, der sollte sich zunächst einmal fragen, was sich vielleicht in seiner Ernährung oder seiner Lebensweise geändert hat. Gibt es mehr Stress, weniger Bewegung und mehr fettreiches Essen oder vielleicht wegen dem ganzen Stress fast gar keins mehr? Sind Ballaststoffe auf dem Speiseplan bzw. überhaupt bekannt, wo die drin sind? Gibt es vielleicht eine Grunderkrankung, die auch den Darm in Mitleidenschaft ziehen könnte oder einen besonders intensiven Sport, der gerade extrem betrieben wird?

Der erste sinnreiche Schritt bei Verstopfung, vor allem, wenn sie länger anhält oder immer wieder kommt, ist der Gang zum Arzt, um einen handfesten funktionellen Grund, z. B. eine verengende Wucherung, auszuschließen. Ist eine eingehende Untersuchung ohne Auffinden eines ernsthaften Grundes erfolgt, ist sicher die Ernährungsumstellung auf viele Ballaststoffe und viel Flüssigkeit sinnvoll und das Ausschleichen von dem, was zur Verstopfung geführt haben könnte, sofern möglich. Wenn das alles nichts hilft, dann gibt es etliche medikamentöse Ansätze, um wieder Platz zu schaffen (z. B. Abführmittel wie Macrogol oder Bisacodyl).

So nebenbei

Mission rohrfrei. Es gibt zahlreiche (Haus-)Mittel und Wege, um dem Darm im wahrsten Sinne des Wortes auf die Sprünge zu helfen. Ganz simpel anfangen kann man da bei Bewegung – körperliche (adäquate) **Bewegung** kann dazu führen, dass der Darm sich solidarisch mitbewegt und dabei kurzerhand auch wieder seiner Reinigungsfunktion nachkommt. Viel Sitzen und wenig Aktivität macht auch den Darm müde. Es gibt zahlreiche **Ernährungstipps**, angefangen mit ballaststoffreicher Nahrung (viel Gemüse, Obst und Vollkornprodukte) über Leinsamen, Pflaumen und Weizenkleie bis hin zu Flohsamen und vor allem: viel trinken. All das ist generell für den Körper und den Darm wichtig und richtig, ob es allerdings akut gegen Verstopfung hilft, ist ganz individuell. Wenn all das nicht hilft, dann gibt es chemische Unterstützung, die sog. Laxanzien, besser bekannt als **Abführmittel**. Sie helfen entweder, die Darmaktivität anzuregen oder Wasser im Dickdarm zu binden bzw. es dorthin zu befördern, damit weicher und leichter transportierbar wird, was gerade die Tore dicht macht. Es gibt Abführmittel von unterschiedlichen Herstellern zum Trinken, als Tropfen, Zäpfchen, Sirup, Granulat oder Klistier (also zur flüssigen Verabreichung in den Po, ohne Zweifel keine schöne Vorstellung). Wenn auch das nicht zum gewünschten Erfolg führt oder wenn die Verstopfung so extrem ist (zum Beispiel bei Menschen, die sich nur noch wenig selbst bewegen können), dass sich geradezu harte Steine entwickeln, wird nachgeholfen durch eine sog. „Ausräumung" – eine noch weniger schöne Vorstellung, aber manchmal die beste Möglichkeit, um Erleichterung zu schaffen.

13.3.1 Who cares

Wieder einmal kümmert sich der Hausarzt als erster Ansprechpartner und Zuweiser zu anderen Spezialisten um solche Probleme– in diesem Fall ist es genau wie beim Durchfall der Gastroenterologe, der sich bestens mit Magen-Darm-Beschwerden auskennt.

14

Bauchschmerzen

„Mit dem Geist ist es wie mit dem Magen: Man kann ihm nur Dinge zumuten, die er verdauen kann".
Winston Churchill

Sätze wie „Aus dem Bauch heraus entscheiden", „Auf sein Bauchgefühl achten" oder „Das schlägt mir auf den Magen" lassen es vermuten: Irgendeine Verbindung zwischen Bauch und Gefühlen scheint es da zu geben. Nicht zu vergessen das in der letzten Zeit in der Wissenschaft oft thematisierte „Bauchhirn", das zwar nicht bedeutet, dass unser Bauch selbstständig denkt, aber einen doch viel größeren Einfluss auf unser gesamtes Wohlbefinden hat als lange angenommen. Wenn der Bauch verstimmt ist, kann auch das in einer großen Bandbreite zeigen. Von dem kurzen Zwicken, weil etwas „Luft im Bauch" ist (Kap. 15) über Schmerzen vor oder nach dem Essen bis hin zu anhaltenden oder immer wiederkehrenden Beschwerden ist alles möglich. Was sich hinter dem grimmigen Bauch verbergen kann, wird in diesem Kapitel besprochen.

14.1 Wie entstehen Bauchschmerzen?

Bauchschmerzen hat jeder vermutlich schon einmal erlebt. Vor allem im Kindesalter gehören sie zu den häufigsten Beschwerden, die ein kleiner Mensch haben kann.

Ergänzende Information Die elektronische Version dieses Kapitels enthält Zusatzmaterial, das berechtigten Benutzern zur Verfügung steht https://doi.org/10.1007/978-3-662-59296-0_14. Die Videos lassen sich mit Hilfe der SN More Media App abspielen, wenn Sie die gekennzeichneten Abbildungen mit der App scannen.

Wie Bauchschmerzen entstehen, ist gar nicht so leicht zu beantworten, denn eigentlich müsste man zuerst klären, wo die Schmerzen entstehen – davon hängt häufig auch ab, wie sie sich zeigen (Abschn. 4.2). Schmerzen im Bauchbereich können daher auf ganz unterschiedliche Art und Weise entstehen, arbeiten wir uns einfach Stück für Stück durch den Bauchraum durch, um ein paar Entstehungsgründe für Bauchschmerzen zu erforschen:

Magen (Gaster)

Der Magen liegt im linken oberen Bauchbereich unter dem Zwerchfell. Der Übergang von der Speiseröhre zum Mageneingang liegt dabei eher mittig, kurz unter dem Brustbein. Wenn es hier manchmal schmerzt und brennt, kann das ein Hinweis darauf sein, dass **Magensäure** nicht da bleibt, wo sie hingehört – nämlich im Magen zum Zerkleinern der Nahrung und Zerstören von unfreundlichen Mitreisenden –, sondern den Weg Richtung Speiseröhre antritt. Ist dieser Rückfluss sehr ausgeprägt, kann es auch zu Schmerzen im Rachen-/Halsbereich oder etwa morgendlicher Heiserkeit kommen (Kap. 9 und 11). Säure reizt. Gegen diese Kampfansage ist die Magenschleimhaut im Gegensatz zur Speiseröhre in der Regel gewappnet, wobei auch hier die Schutzbarrieren manchmal bei **Entzündungen** durch z. B. Helicobacter pylori oder **Stress** gemindert sein können (dann beginnt der Magen, sich selbst zu verdauen, was im schlimmsten Fall zum **Magengeschwür** führen kann. Und das ist spürbar, da es vergleichbar ist mit einer Wunde am Magen). Wie fast jedes Organ im Bauchraum (Ausnahmen wie die Leber bestätigen die Regel) verfügt der Magen über Schmerzrezeptoren, die dann an das Gehirn weitergeben: Alert! Hier ist was nicht Ordnung! Denn letztlich ist Schmerz nichts anderes als ein wichtiges Warnsymptom, das uns wissen lässt: Hier droht dem Körper Gefahr!

Zwölffingerdarm (Duodenum)

Wenn wir den Magen nach rechts verlassen, dann landen wir im Zwölffingerdarm und damit im ersten Abschnitt des Dünndarms.

So nebenbei

Zwölf Finger, weil …? Der Darmabschnitt hinter dem Magen heißt so, weil er – man kann es fast vermuten – etwa zwölf Finger breit ist (für die, die es genauer wissen möchten: Das entspricht etwa und je nach Fingergröße 30 m).

Er schmiegt sich wie ein kleines C eng an den Bauchspeicheldrüsenkopf an (zur Bauchspeicheldrüse kommen wir später) und geht dann in den Leerdarm (Jejunum), einem weiteren Teil des Dünndarms über. Der Zwölffingerdarm setzt dem sauren Speisebrei, der aus dem Magen mal eben so rübergeschoben wird, direkt eine neutralisierende basische Umgebung entgegen. Denn so gut geschützt wie der Magen ist das Duodenum eben nicht. Praktischerweise enden hier aber die Zubringerleitungen aus Gallenblase und Bauchspeicheldrüse, deren produzierten Flüssigkeiten zum einen basisch sind, zum anderen die Verdauungswerkzeuge wie kleine Enzyme in sich tragen, die nötig sind, um aus dem Essen das Beste für den Körper rauszuholen. Auch der Zwölffingerdarm kann ein Geschwür haben, was dann ebenfalls für Schmerzen sorgen kann – die Wunde befindet sich nun nicht im Magen, sondern im Duodenum. Allerdings:

> Schmerzen bei einem Zwölffingerdarmgeschwür zeigen sich vor allem vor dem Essen bzw. wenn länger nichts gegessen wurde (sog. Nüchternschmerz). Schmerzen bei Magengeschwür treten eher auf, wenn gerade etwas gegessen wird bzw. kurz nach dem Essen,

Auch entzündliche Veränderungen oder Aussackungen können unter anderem zu schmerzen im Zwölffingerdarm führen.

Leerdarm (Jejunum)

Jetzt befinden wir uns im sog. Leerdarm, der mit im Schnitt 2 Metern Länge schon einmal deutlich mehr als zwölf Finger ausmacht. Mit zahlreichen Schlingen windet er sich in unserem Ober und Mittelbauch durch die Gegend – allerdings hat er (wie auch weitestgehend die ihm folgenden Darmanteile) dabei sozusagen (im wahrsten Sinne) ein Netz und doppelten Boden. Das Netz, an dem er aufgehängt ist und über das auch die wichtige Gefäßversorgung etc. gewährleistet wird, heißt im Volksmund nicht ganz so elegant „Gekröse", in der medizinischen Fachsprache etwas schöner „Mesenterium".

> **So nebenbei**
>
> **Falsches Magenknurren.** Eigentlich ist es gar nicht unser Magen, der knurrt, sondern der Leerdarm, wenn er Luft hin und her schiebt, weil gerade nichts Handfestes nachgeliefert wird. Deswegen hat er auch den Namen „Knurrdarm" erhalten.

Im Leerdarm beginnen die eigentliche Verdauung und weitere Aufspaltung der Nahrung. Durch seine rhythmischen Hin-und-Her-Bewegungen (die Darmperistaltik) wirkt er wie ein Shaker und sorgt so dafür, dass die Verdauungswerkzeuge sich gut unter die Nahrung mischen.

Der Dünndarm meldet sich vor allem dann mit dem Warnsignal „Schmerzen", wenn er etwas nicht gut vertragen hat – bei manchem Menschen ist das z. B. Milchzucker oder Gluten – oder ihn ein Erreger bzw. die Giftstoffe eines Erregers ärgern.

Krummdarm (Ileum)

Würden wir nun unsere Darmerkundungstour fortsetzen, kämen wir in den Krummdarm, der sich an den Leerdarm anschließt und etwa 3 Meter lang ist. Das würden wir vor allen daran merken, dass die Architektur nicht mehr die gleiche wäre: Während der Leerdarm noch mit Bergen (Zotten) und Tälern (Falten) aufwarten kann, verschwinden diese im Krummdarm allmählich und werden durch plattes Land abgelöst. Allerdings plattes Land, das es in sich hat – um genau zu sein verstecken sich hier geheime Abwehrbasen, die auch als Peyersche Plaques bezeichnet werden. Das sind lymphreiche Gewebe, die der Abwehr dienen. Der Ausgang aus dem Krummdarms ist durch eine Klappe verriegelt, die in der Regel nur den Durchtritt in eine Richtung ermöglicht – quasi ein weg ohne Wiederkehr. Zum Glück, denn die Bakterienbesiedlung vor und die hinter der Klappe sind unterschiedlich und sollten sich besser nicht mischen.

Auch im Ileum können Entzündungen und Unverträglichkeiten für schmerzhaften Ärger sorgen. Aber auch der Morbus Crohn, eine chronische Entzündung der Darmwand, kann sich bis hierhin auswirken und durch Schmerzen und Durchfälle zeigen.

Dickdarm (Colon)

Einmal die Klappe ohne Wiederkehr passiert, kommen wir im Dickdarm an. Halten wir uns links, landen wir in einer Sackgasse, die allerdings durchaus bei entzündlichen Veränderungen Anlass für Schmerzen sein kann: dem Wurmfortsatz, der am Blinddarm wir ein kleiner baumelnder Zwerg hängt.

So nebenbei

Separatisten. Manchen Blinddarm bzw. Wurmfortsatz findet man nicht da, wo man ihn zunächst vermutet, also grob unten rechts. Manchmal passiert es, dass der kleine Anhängsel sich von Geburt an woanders niedergelassen hat, z. B. weiter mittig oder weiter oben rechts. Das macht es manchmal schwer für den Arzt, dahinterzukommen, wie der Schmerzort und eine Blinddarmentzündung zusammenhängen könnten. Glücklicherweise gibt es aber mittlerweile viele gute Möglichkeiten, in den Körper zu gucken und rascher festzustellen, wo und warum es hakt.

So eine Blinddarmentzündung macht sich nicht unbedingt mit Schmerzen vor Ort bemerkbar. Die ersten Symptome sind sogar eher Schmerzen um den Bauchnabel herum, die nicht selten von Übelkeit, Erbrechen und einem allgemeinen Krankheitsgefühl ausgelöst werden können. Im Übrigen müssen es gar keine Keime sein, die den Blinddarm bzw. Wurmfortsatz ärgern, manchmal verirren sich auch kleine Kotsteine, Kirschkerne oder andere etwas härtere Substanzen in der Sackgasse und können bei einer falschen Bewegung an genau die Stelle rutschen, die eine Sollbruchstelle darstellt.

Wir halten uns auf unserem Weg aber nicht links, sondern machen uns an einen etwas beschwerlichen, da sehr steilen Aufstieg nach rechts, hinaus in den aufsteigenden Abschnitt des Dickdarms (Colon ascendens). Würde jetzt jemand von außen rechts seitlich auf den Bauch drücken, dann könnte er uns vermutlich runterschubsen. Oben angekommen gehen wir wieder rechts und können uns auf gerader Strecke erholen (Colon transversum, das sich auf Höhe des Oberbauches entlangzieht), um dann in rasanter Fahrt auf der linken Bauchseite nach unten zu rasen durch den absteigenden Teil des Dickdarms (Colon descendes), der uns dann mit Schwung im Sigma und schließlich im Mastdarm landen lässt. Uns würde schon beim Aufstieg sehr rasch auffallen, dass der Dickdarm doch sehr anders geformt ist als der Dünndarm. Mit dicken Ausbuchtungen zur rechten und zur linken (Haustren), die immer wieder unterbrochen sind von Einschnürungen (Plicae) wirkt er eher wie ein aufgespannter Lenkdrachen und verfügt über einiges mehr an Platz als sein schmalerer Nachbar (Abb. 14.1). Der Dickdarm sorgt genau wie der Dünndarm dafür, dass wirklich alles aus dem Nahrungsbrei herausgefiltert wird, was unserem Körper irgendwie dienlich sein könnte. Vor allem Wasser und Elektrolyte sind für ihn interessant. Die sich in ihm befindlichen Bakterien helfen tatkräftig dabei, den „überflüssigen Rest" zu zersetzen und für den Rauswurf vorzubereiten. Umso näher wir also dem Ausgang kämen, desto wahrscheinlicher wäre er durch größere – freundlich ausgedrückt – Brocken versperrt, die dann irgendwann ihren Weg nach draußen über den Anus finden.

Schmerzen bereitet der Dickdarm zum Beispiel dann, wenn er sich entzündet – was auch durch Morbus Crohn, einer chronisch entzündlichen Darmerkrankung, der Fall sein kann. Für eine chronische Colonentzündung kann aber auch die Colitis ulcerosa verantwortlich sein, die im Gegensatz zum Morbus Crohn nur die Darmschleimhaut und auch nur im Dickdarm befällt. Ein weiterer Grund für Bauchschmerzen im Colonbereich können sog. Divertikel sein – kleine Ausstülpungen in der Darmwand, die sich unangenehm bemerkbar machen können, aber nicht müssen.

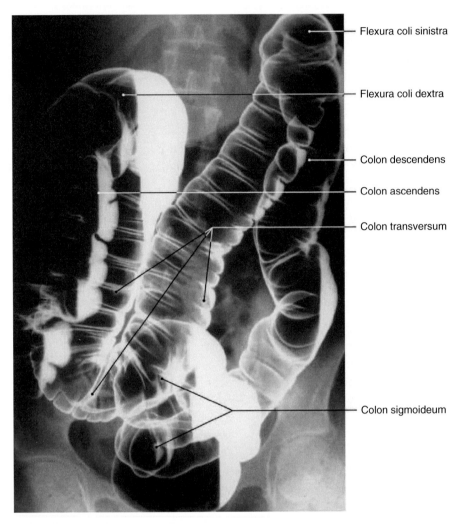

Flexura coli sinistra

Flexura coli dextra

Colon descendens

Colon ascendens

Colon transversum

Colon sigmoideum

Abb. 14.1 Aufnahme des Dickdarmrahmens mit seinen Einschnürungen. (Aus Tillmann 2010)

Und sonst …?

Nachdem wir jetzt einmal durch die Magen-Darm-Passage gereist sind, sollten wir uns noch die anderen Organe anschauen, die neben und um den Darm herum gelagert sind. Da wäre zum Beispiel die **Leber** in unserem oberen linken Bauchbereich, unter dem Rippenbogen. Wie schon erwähnt kann die Leber keine Schmerzreize senden – wohl aber die Leberkapsel, wenn sie zu stark gedehnt wird oder selbst geschädigt ist. In die Leber eingebettet ist die **Gallenblase** (deren Gang, wir erinnern uns, im Zwölffingerdarm mündet), die erweitert oder entzündet sein kann, zum Beispiel durch Gallensteine, was dann auch zu Schmerzen führt. Die **Bauchspeicheldrüse** liegt zwischen Magen, Leber, Zwölffingerdarm und Milz. Richtig schmerzhaft ist es, wenn sie entzündet ist, was ebenfalls durch Gallensteine oder zum Beispiel durch übermäßigen Alkoholkonsum der Fall sein kann. Manchmal arbeitet sie auch nicht genug, was dazu führen kann, dass Fett nicht mehr vernünftig verdaut wird (siehe auch Kap. 12). Hinter dem Magen und unterhalb des Zwerchfells liegt noch versteckt unsere **Milz**, die unsere ultimative Abwehrwaffe ist. Als lymphatisches Organ trägt sie wesentlich dazu bei, dass wir nicht von außen durch Bakterien, Viren und anderen Halunken angegriffen werden. Die Milz ist robust und meldet sich im Grunde nur selten. Am gefährlichsten sind Unfälle, die zu einer Verletzung der Milz führen würden, denn als sehr gut durchblutetes Organ hieße das einen raschen Blutverlust. Auch die Milz kann sich entzünden oder sich aufgrund bestimmter äußerer Reize (z. B. im Rahmen einer Eppstein-Barr- oder Malaria-Infektion) vergrößern, was zu Spannungsschmerzen führen kann.

14.2 Wie zeigen sich Bauchschmerzen?

Unsere oben beschriebene Tour durch den Bauchraum zeigt: Es kann an vielen Ecken und Enden haken und zu Problemen kommen (Abb. 14.2). Dabei sind nur einige wenige Beispiele genannt, die zu Bauchschmerzen führen könnten.

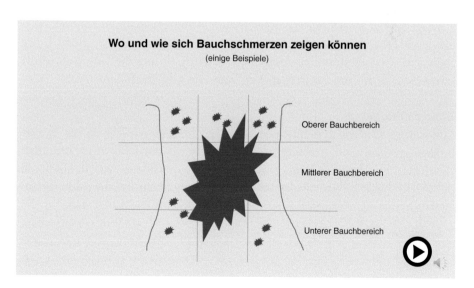

Abb. 14.2 Wo und wie zeigen sich Bauchschmerzen? (▶ https://doi.org/10.100 7/000-20z)

Noch einmal etwas kompakter zusammengefasst: Wie können sich Bauch-schmerzen also zeigen? Oder besser gefragt: **Wo** können sie sich zeigen:

Oberbauch

Schmerzen im Oberbauch betreffen vor allem Magen, Dickdarm, Zwölffin-gerdarm und Dünndarm, aber auch Gallenblase oder Bauchspeicheldrüse. Eine gespannte Leber oder eine Milzvergrößerung können ebenfalls zu Druck-schmerzen um Oberbauchbereich führen.

Rechter Oberbauch

Erkrankungen der Gallenwege sind die häufigste Ursache rechtsseitiger Ober-bauchschmerzen. Bei einer Gallenkolik kommt es – meistens nach viel fettem Essen oder wahlweise viel Alkohol oder beidem – zu anfallsartigen, immer wiederkehrenden Schmerzen im rechten Oberbauch, die ausstrahlen können in die rechte Schulter. Ist die Gallenblase selbst entzündet, ist der Schmerz meistens nicht episodisch, sondern hält eher an.

Mittlerer Oberbauch

Die akute Entzündung der Bauchspeicheldrüse ist in den meisten Fällen durch Gallensteine oder übermäßigen Alkoholkonsum verursacht. Die Be-troffenen klagen über Übelkeit, Erbrechen und schwerste Oberbauchschmer-zen, wobei eine gürtelförmige Ausstrahlung in den Rücken häufig ist. Der Schmerz legt sich also wie ein Ring um den mittleren Bauchbereich bis nach hinten.

Magen- und Zwölffingerdarmgeschwüre führen ebenfalls zu Schmerzen im mittleren Oberbauchbereich, meist begleitet durch ein Druckgefühl Erbre-chen und wiederkehrendem Aufstoßen. Wichtig ist hier die Unterscheidung, wann diese Symptome auftreten: Vor, während oder nach dem Essen?

Linker Oberbauch

Linksseitige Oberbauchschmerzen kommen insgesamt nicht so oft vor wie linksseitige und sind meistens auf Erkrankungen der Milz zurückzuführen (Entzündung, Vergrößerung, Schädigung). Je nachdem, welcher Teil der Bauchspeicheldrüse entzündet ist (ihr Schwanz reicht an die Milz heran), kann auch das der Grund für Schmerzen im linken Oberbauch sein.

Um den Bauchnabel herum

Dort manifestieren sich häufig zuerst die Schmerzen, die von einer Blinddarmentzündung aus ausstrahlen. Im Verlauf der Erkrankung wandern sie meistens spürbar in den rechten Unterbauch (wo man sie auch eher vermuten würde). Aber auch eine Magen-Darm-Infektion (Gastroenteritis) kann in diesem Bereich für schmerzhafte Furore sorgen.

Rechter Unterbauch

Wie oben schon erwähnt kann es der vergrimmte Blinddarm sein, der sich bemerkbar macht, aber auch eine Darmentzündung – akut wie chronisch – kann sich vor allem rechts zeigen (in dem Fall eher der Morbus Crohn). Gleiches gilt für Ausstülpungen (Divertikel) in der Darmwand.

Linker Unterbauch

Auch hier sind Entzündungen oder Divertikel zu nennen, wobei sich an der linken, absteigenden Darmschlinge eher die Colitis ulcerosa als chronische Entzündung zeigen würde. Beim linken wie rechten Unterbauch muss aber vor allem bei der Frau auch immer an gynäkologische Gründe gedacht werden oder an Erkrankungen, die die Harnwege betreffen.

14.3 Der Wegweiser ...

Bauchschmerzen sind vielschichtig und es kann sehr viele Gründe dafür geben. Die bisher beschriebenen Ursachen sind nur ein paar von vielen, immer wieder muss auch an andere Möglichkeiten/Ursachen gedacht werden. Die folgende Übersicht fasst daher nur ein paar der möglichen Gründe für Bauchschmerzen zusammen (Tab. 14.1).

So nebenbei

Murphys law. Wird während der Ausatmung die Gegend um die Gallenblase herum leicht abgetastet, sind die Schmerzen durch eine Gallenblasenentzündung/durch Gallensteine in der Regel noch aushaltbar. Bei der Einatmung schiebt sich das Zwerchfell gegen die betroffene Region, in der Druck ausgeübt wird – es kommt zu Schmerzen, was als Murphy`s Zeichen bezeichnet wird.

Tab. 14.1 Wie und wo sich Bauchschmerzen zeigen und worauf sie dann hindeuten können

Bereich	Schmerzart	Bedeutung
Rechter Oberbauch	Dumpf, diffus, drückend	Vergrößerung der Leber oder Galle
	Akut einsetzend, an- und abschwellend (kolikartige) Schmerzen, die in die rechte Schulter ausstrahlen, Murphy-Zeichen positiv (siehe unten)	Gallensteine/entzündete Gallenblase
	Akut einsetzend, stark, dauerhaft vorhanden, ausstrahlend in die rechte Schulterregion, Murphy-Zeichen positiv (siehe unten)	Gallenblasenentzündung
Mittlerer Oberbauch	Akut auftretend, heftiger Schmerz, gürtelförmige Ausstrahlung in den Rücken	Entzündung der Bauchspeicheldrüse
	Schmerzen vor dem Essen, Nüchternschmerz	Zwölffingerdarmgeschwür
	Schmerzen während und nach dem Essen	Magengeschwür
Linker Oberbauch	Lokaler Druckschmerz, Spannungsgefühl	Milzvergrößerung
	Akute Schmerzen mit Ausstrahlung in den Rücken	Bauchspeicheldrüsenentzündung, die sich vor allem im Bauchspeichelschwanz manifestiert
	Schmerzen mit gleichzeitigem Fieber und Krankheitsgefühl	Milzentzündung
Mittlerer Bauchbereich/ Um den Nabel herum	Schmerzen in der Gegend des Bauchnabels und Magengegend, die mit der Zeit in den rechten Unterbauch wandern	Appendizitis
		Magen-Darm-Infekt
Rechter Unterbauch	Schmerzen im rechten Unterbauch, die vorher eher im mittleren Bauchbereich lokalisiert waren. Ferner Schmerzen bei Druck auf bestimmte Punkte im rechten Bauchbereich bzw. beim Loslassen eines Druckpunktes im linken Bauchbereich.	Appendizitis
	Schmerzen, oft nach dem Essen oder vor dem Stuhlgang. Begleitet von Durchfall, manchmal Blut im Stuhl und Erbrechen	Morbus Crohn
	Krampfartige wiederkehrende Schmerzen, ggf. mit Durchfall und Erbrechen	Magen-Darm-Infekt

Tab. 14.1 (Fortsetzung)

Bereich	Schmerzart	Bedeutung
Linker Unterbauch	Krampfartige, akut einsetzende Schmerzen, Stuhlunregelmäßigkeiten	Divertikel, andere raumfordernde Erkrankungen
	Kolikartige Bauchschmerzen, meist im linken Unterbauch, unter Umständen verbunden mit leichtem Fieber. Manchmal krampfartige Unterbauchschmerzen, vor allem vor dem Stuhlgang. Blutig-schleimige Durchfälle mehrmals am Tag und auch in der Nacht.	Colitis ulcerosa
Gesamter Bauch	Harter und gespannter Bauch, der bei druck generell und quasi „überall" schmerzhaft ist	Sogenanntes „akutes Abdomen" zum Beispiel im Rahmen einer Bauchspeicheldrüsen- oder Blinddarmentzündung, die sich auf das Bauchfell ausgebreitet hat oder durch einen Darmverschluss (Ileus)

So nebenbei

Bauchkopfschmerzen? Ja, die gibt es, vor allem im Kindesalter. Sie werden als „abdominelle Migräne" bezeichnet. Es kommt immer wieder zu stundenweise bis tageweise anhaltenden, starken Bauchschmerzen um den Nabel herum, die mit Appetitlosigkeit, Übelkeit, Erbrechen, Kopfschmerzen und Lichtempfindlichkeit einhergehen können. Woher die Bauchmigräne kommt, weiß man nicht genau, aber auffällig ist schon, dass die Mütter und Großmütter von Kindern, die an der Bauchmigräne leiden, doppelt so häufig an richtiger Migräne leiden.

14.3.1 Who cares

Zunächst ist wieder der Allgemeinmediziner Ansprechpartner Nummer eins, der in der Regel auch weiß, wann sein Latein am Ende und das eines Gastroenterologen gefragt ist, der für Magen-Darm-Probleme und Schmerzen in diesem Bereich der Spezialist unter den Ärzten ist. Eventuell und je nach Fragestellung kann es auch Sinn machen, einen Endokrinologen hinzuzuziehen. Sind Kinder von Bauchschmerzen betroffen, führt der Weg natürlich zum Kinderarzt.

15

Luft im Bauch

„Nach dem Essen sollst du stehn / oder tausend Schritte gehn".
Johann Balthasar Schupp

Blähung, Flatulenz, Darmwind oder einfach nur kurz und knapp: Pups. In jedem Fall ein weiteres Thema rund um den Darm, das keiner gerne ansprechen mag. Aber jeder von uns kennt das Gefühl, wenn sich furchtbar viel Luft im Bauch gesammelt hat und gerade nicht raus darf, weil die Umgebung wenig an das stille Örtchen erinnert, sondern recht belebt ist. Da heißt es im wahrsten Sinne: Pobacken zusammenkneifen, was handfest schmerzhaft werden kann. Aber wie entsteht eigentlich die „Luft im Bauch" und wovon hängt ab, ob sich viel oder wenig bildet?

15.1 Wie entsteht Luft im Bauch?

Wenn man von der „Luft im Bauch" spricht, ist zunächst zu unterscheiden zwischen der Luft im Magen und der im Darm, denn in beiden Bereichen kann sich so viel Luft befinden, dass es unangenehm wird – aber aus anderen Gründen.

So nebenbei

Alles nur heiße Luft. Wenn jemand viel redet, aber im Grunde nichts dahintersteckt, dann redet er „heiße Luft". Aber woher kommt dieses Sprichwort? So ganz gesichert ist die Herkunft nicht. Eine Idee ist, dass die Redewendung aus dem Dampfmaschinenzeitalter stammt, denn ohne Substanz – also ohne den nötigen Druck – läuft keine Dampfmaschine. Was rauskommt, ist dann nur „heiße Luft".

© Springer-Verlag GmbH Deutschland, ein Teil von Springer Nature 2021
M. Kahl-Scholz, *Symptome als Wegweiser*, https://doi.org/10.1007/978-3-662-59296-0_15

Luft im Magen kommt meistens dadurch, dass man zu hastig und unbedacht isst – und dabei eine Menge Luft mitschluckt. Davon wird man zwar nicht satt, aber die Luft macht sich in Völlegefühl und einem wiederkehrenden Aufstoßen bemerkbar.

Die Luft im Darm hingegen kommt meistens durch unsere kleinen Freunde, den Bakterien, zustande. Sie zersetzen unter anderem, was der Körper nicht mehr unbedingt benötigt (wie Ballaststoffe), und produzieren dabei Gase. Diese werden teilweise vom Darm selbst wieder aufgenommen und teilweise über den Weg nach draußen entsorgt. Je nach Nahrungszusammensetzung kann es also mal mehr, mal weniger zur Gasbildung kommen (man denke nur an Zwiebeln, Hülsenfrüchte und den alten Spruch: „Jedes Böhnchen lässt ein Tönchen.“). Aber auch Unverträglichkeiten von Nahrungsmittelbestandteilen, wie etwa Milchzucker, Fruchtzucker, Gluten oder Zuckeraustauschstoffen, kann zu einem Anstau von Darmgasen führen. Der überwiegende Teil der Darmgase fällt letztlich bei der Verdauung selbst an, etwa Kohlendioxid (CO_2). Ein Teil davon gelangt über das Blut zu den Lungen und wird ganz normal abgeatmet. Der Rest verbindet sich mit Wasserstoff, Stickstoff, Methan und Ammoniak sowie Schwefel bzw. weiteren Gärungsprodukten zu dem, was dann den Weg „nach hinten“ nimmt.

Noch ein kurzer Ausflug zu der allgemeinen Verwendung von Begriffen wie Flatulenz, Meteorismus und Blähung. Eine Blähung an sich bezeichnet die ganz normale Ansammlung von Gasen im Darm. Kommt es aber zu einer Dehnung des Bauches durch übermäßig viele Gase, spricht man in der Medizin von einem Meteorismus, auf gut deutsch, der Blähbauch (der auch schmerzhaft sein kann). Schleicht sich nun ein wenig Gas nach draußen, spricht man von einem Flatus oder umgangssprachlich Darmwind. Kommt es zu diesen Schleichaktionen im Übermaß, wird von einer Flatulenz gesprochen (bis zu 24 Mal in 24 Stunden ist aber im Schnitt noch normal).

15.2 Wie zeigt sich Luft im Bauch?

Die Frage ist etwas unglücklich, denn wie sie sich zeigt, hat jeder von uns schon einmal live miterlebt. Die passendere Frage müsste hier eher lauten, welche Faktoren sind dafür verantwortlich, dass mehr Luft im Bauch entsteht. Medizinisch geht man davon aus, dass ein geblähter Bauch entweder von einem „Mehr im Darm“ (im Sinne von „Mehr Substanz“) herrührt (da, wo mehr den Weg versperrt, kann auch die Luft schlechter

durch oder sich vorschleichen, Kap. 13), einer akuten Faulheit der Darmwand, sich zu bewegen, einer klaren Zunahme des Bauchumfangs (also
auch des Gewichts) oder einem sensibilisierten Darm, der schneller auf
ein Ungleichgewicht in zum Beispiel der Mikroflora reagiert. Die einzelnen Komponenten können auch zusammenwirken und sich bedingen.

So nebenbei

Klein, aber oho. Die kleinen Bakterien, die unseren Darm besiedeln, erfüllen einen verdammt wichtigen Job und wir können froh sein, dass sie uns als Mitreise-
gelegenheit gewählt haben. Gäbe es sie nicht, könnten wir bestimmte Nährstoffe gar nicht aus der Nahrung herausbekommen oder in so hohen Mengen
erhalten. Dazu zählen, um nur ein paar Beispiele zu nennen, Biotin, Vitamin B12
und Serotonin. Nicht zu vergessen die kurzkettigen Fettsäuren, die sowohl den
Darmzellen als Nahrung als auch unterstützend, was das Immunsystem betrifft,
wirken. Bestimmte Dinge können die Mikroflora aus dem Gleichgewicht bringen – Antibiotika zum Beispiel, aber auch einseitiges und ungesundes Essen
wirkt sich irgendwann negativ auf die bakterielle Darmbesiedlung aus. Studien
weisen mittlerweile sogar darauf hin, dass unser Darmmikrobiom Auswirkungen
auf unsere Stimmung haben kann (was wiederum mit dem Zusammenhang zu
Hormonen wie Serotonin zu tun haben kann) – und darüber vermutlich irgendwie eine Verbindung zur Hauptschaltzentrale, dem Gehirn, greifen muss. Außerdem sind unsere Darmbakterien prima Platzhalter, die ihr Revier tapfer verteidigen – schädliche Keime von außen haben es zumindest schwerer, sich eine Nische
zu erkämpfen.

Manche Betroffene wissen auch bereits darum, dass sie eine Erkrankung des Darms haben, z. B. ein Reizdarmsyndrom (Kap. 12), die mit
mehr Reizbarkeit in Form von mehr Luft einhergehen kann. Wieder andere haben „nur" das Gefühl, alles sei aufgebläht, was sich aber medizinisch nicht bestätigen lässt (und was dann als subjektives Blähungsgefühl
bezeichnet wird).

15.3 Der Wegweiser …

In den allermeisten Fällen sind Gase im Bauch schlicht und ergreifend normal
(wir erinnern uns: Pi mal Daumen darf jede Stunde ein kleiner Darmwind
durchs Zimmer fahren, ohne, dass der Arzt sich sorgen machen würde). Wenn
sie aber das Wohlbefinden beeinträchtigen, dann sollte man untersuchen, woran der Blähbauch liegen könnte, und zunächst versuchen, über eine bewuss-
tere Ernährung die Luft im Bauch zu reduzieren. Was aber genau ist eine be-
wusstere Ernährung? Letztlich muss das jeder für sich selbst entscheiden, ein

paar Eckpfeiler können aber schon helfen, den Darm und seine kleinen Siedler zu unterstützen:

- Langsam essen, bewusst kauen
- Regelmäßig essen
- Gegen Abend keine großen Mahlzeiten mehr zu sich nehmen
- Kohlensäurehaltige Getränke meiden
- Blähende Nahrungsmittel meiden (Zwiebeln, Hülsenfrüchte, Kohl etc.)
- Künstliche Süßstoffe, übermäßig Milch- und Fruchtzucker meiden
- Probiotika können helfen, eine intakte Darmflora aufrechtzuerhalten oder wiederherzustellen
- Flohsamenschalen können helfen, die Stuhlkonsistenz zu regulieren
- Verschiedene Heilpflanzen (Fenchel, Pfefferminze, Anis, Kümmel) können krampflösend wirken.

Wenn die Ernährungsumstellung keine Wirkung zeigt, gibt es Medikamente, die zur Not helfen, den Blähbauch in den Griff zu kriegen:

- Silikon-Dioxid-Mischung: Sie verhindert eine größere Ansammlung von Gas im Darm. Die physikalische Wirkung dieser Medikamente ist es, die Oberflächenspannung der Gasbläschen des Schaums im Darm zu reduzieren, dadurch zerfallen die Bläschen und können besser abtransportiert werden. Diese Mittel werden deswegen auch als „Entschäumer" bezeichnet.
- Medikamente, die helfen, die glatte Muskulatur des Darms zu entspannen, werden als Relaxanzien bezeichnet. Scopolamin zählt zum Beispiel dazu. Sie sind vor allem dann sinnreich, wenn die Blähungen sehr schmerzhaft sind. Sie bringen aber den Nachteil mit sich, dass ein entspannter Darm seinen Inhalt natürlich noch langsamer nach draußen befördert.

15.3.1 Who cares

Auch wenn es zunächst etwas ganz Alltägliches ist. Mehren sich die Beschwerden und kommen andere hinzu (z. B. Übelkeit, Erbrechen, Stuhlunregelmäßigkeiten etc.) sollte abgecheckt werden, was hinter dem Blähbauch stecken könnte. Manchmal sind es auch alte Operationsnarben oder andere Verwachsungen, die den Weg blockieren. Wieder einmal kann zunächst der Hausarzt um Rat gebeten werden. Der Facharzt in Sachen Bauch ist aber auch in diesem Fall der Gastroenterologe.

Teil V

Bewegungsapparat

16

Muskelverspannungen

„Der Körper kann große Lasten tragen, wenn man ihn strafft. Mit der Seele ist es ebenso".
Michel de Montaigne

„Verdammt, tut das weh." Klaus hält sich mit schmerzverzerrtem Gesicht die Hand über den linken Schulterbereich und drückt halbherzig ein paar Stellen. Seine Freundin schaut ihn halb mitleidig, halb belustigt an: „Jetzt sag nicht, dass das bisschen körperliche Arbeit Dich so überfordert hat!" Sie schüttelt schmunzelnd den Kopf und schaut wieder in ihr Buch. „Bisschen? Hast Du gerade bisschen gesagt?", braust er auf, „Ich habe bestimmt 10 Zementsäcke, zwei Massivholztüren, etliche Säcke mit Bauschutt, alte Maschinen und Farbeimer – deren Inhalt Du vorher auf dem Boden verteilt hast", er wedelt ihr mit seinen Fingern vorder Nase herum, an denen sich immer noch kleine weiße Sprenkel ausmachen lassen, „geschleppt – und das nicht nur einmal, sondern zweimal: einmal auf den Hänger, einmal von dem Hänger wieder runter! Noch Fragen?" Klaus blickt seine Freundin herausfordernd an, die sich grinsend auf das Sofa hinter ihm schmiegt und anfängt, seinen linken Schulterbereich zu massieren. „Nein, keine Fragen mehr, nur ein Friedensangebot." „Mmhhh, das tut gut.", brummt Klaus. Und nach einiger Zeit schiebt er die Frage nach: „Warum tut das eigentlich gut? So eine Massage, bei verspannten Muskeln?"

Ergänzende Information Die elektronische Version dieses Kapitels enthält Zusatzmaterial, das berechtigten Benutzern zur Verfügung steht https://doi.org/10.1007/978-3-662-59296-0_16. Die Videos lassen sich mit Hilfe der SN More Media App abspielen, wenn Sie die gekennzeichneten Abbildungen mit der App scannen.

16.1 Wie entstehen Muskelverspannungen?

Muskelverspannungen sind einem großen Teil der Bevölkerung bekannt. Man geht davon aus, dass 60 % bis 85 % der Menschen in Europa schon einmal die Bekanntschaft mit Rückenschmerzen gemacht haben, von denen wiederum 85 bis 90% durch Fehlfunktionen oder Verspannungen der Rückenmuskulatur erklärbar sind. Das Rückenschmerzen nicht nur an Ort und Stelle bleiben, sondern sich auch ausbreiten bzw. andere Strukturen betreffen können, weiß jeder, der wegen Nackenverspannungen schon einmal Kopfschmerzen hatte (Kap. 8). Und wer sich an den ein oder anderen Marathon herangewagt hat, kennt gerade seine Beinmuskulatur aus eben jenem Grund vermutlich sehr genau.

In Kap. 6 wurde im Zusammenhang mit Muskelzuckungen bereits erklärt, wie sich Muskeln zusammenziehen und wieder entspannen. Noch mal ein kurzer Refresh-Kurs:

Hauptdarsteller sind Myosin und Aktin im sogenannten Sarkomer, der kleinsten funktionellen Einheit des Muskels. Angeregt durch einen Nervenimpuls und eine hohe Kalziumkonzentration haken sich Myosin und Aktin ineinander, was dazu führt, dass das Sarkomer sich zusammenzieht (Abb. 16.1). Um diese Stellung wieder zu lösen, bedarf es ATP (Adenosintriphosphat), was nur dann zur Verfügung steht, wenn wir atmen – also Sauerstoff aufnehmen (daher auch die Totenstarre nach dem Versterben – es gelangt kein Sauerstoff

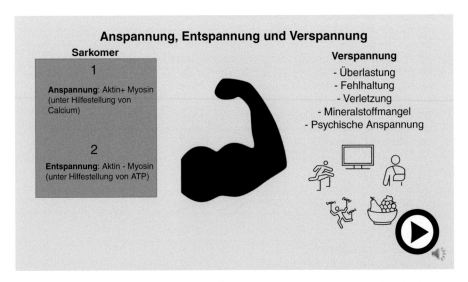

Abb. 16.1 Anspannung, Entspannung und Verspannung des Muskels (▶ https://doi.org/10.1007/000-210)

mehr über unsere Lungen in den Körper und kein ATP mehr an die Muskeln, was sie anfänglich starr in ihrer Position bleiben lässt).

So weit, so gut. Aber warum kommt es dann zur Muskelverspannung bzw. -verhärtung? Es gibt mehrere Gründe, warum ein Muskel sich in die 0-Bock-Stellung begibt und aus der Anspannung nicht mehr heraus (Abb. 16.1):

1. **Überlastung**: Unsere Muskeln sind zu vielem fähig, robust und leistungsstark. Trotzdem ist irgendwann Schluss. Wenn sie über die Maßen hinaus beansprucht werden, ohne ausreichend trainiert zu sein, dann kann es zum einen zu kleinen Mikroverletzungen kommen, zum anderen „übersäuern" die Muskeln. Und es kann gar nicht so rasch ATP nachgeliefert werden, wie nötig wäre.

2. **Fehlhaltungen**: Menschen, die im Büro arbeiten, kennen es vielleicht (Autoren im Übrigen auch)– das ständige Sitzen in einer Position, vor dem Computer, bevorzugt mit dem Kopf in Schildkrötenstellung (also leicht nach vorne gebeugt und getreckt, als würde man versuchen, aus seinem Panzer hervorzugucken). Das geht kurze Zeit gut, auf lange Sicht finden gerade unsere Nacken- und Schulter muskeln diese Haltung gähnend langweilig und bleiben aus Protest gerade in dieser Grundstellung verkrampft – was zu Muskel- und Kopfschmerzen führen kann. Fehlhaltungen können auch daraus resultieren, dass man versucht, Schmerzen zu vermeiden. Mal angenommen, man hat sich das linke Handgelenk verstaucht. Der natürliche Schutzinstinkt lässt es uns schonen und eine bestimmte Haltung einnehmen, die für die linke Hand am spannungsfreisten ist (sogenannte Schonhaltung). Bedeutet aber auch: Andere Muskeln und Gelenke müssen jetzt mehr Arbeit bzw. Belastung über- und eine andere Position einnehmen, damit der Laden auch ohne das linke kranke Handgelenk weiterläuft. Das wiederum führt – je nach Beachtung von Belastungsgrenzen und Ruhepausen – dazu, dass die stärker in Anspruch genommene Muskulatur keine Lust mehr hat auf 150 %tige Arbeitskraft und ebenfalls um eine AU bittet.

So nebenbei

Sitzen statt flitzen? Generell sind wir Menschen -rein evolutionär – nicht fürs Sitzen gedacht bzw. unser Körper nicht wirklich dafür konstruiert. Stehen: ja. Laufen und rennen: sowieso. Hocken: okay. Liegen: na gut. Aber sitzen? Eigentlich überhaupt nicht unser Ding. Dafür sitzen wir Menschen aber erschreckend viel und das freiwillig und nicht zwangsläufig berufsabhängig. Im Sitzen ist aber unsere Muskulatur quasi gar nicht gefordert, unser Stoffwechsel und unser Herz-Kreislauf-System erst recht nicht. Hier gilt aber der alte Spruch: Wer rastet, rostet. Was nicht benutzt wird, nutzt sich zwar auch nicht ab, rostet dafür aber ein.

3. **Verletzungen**: Kleinere Verletzungen in oder an den Muskeln können ebenfalls zu Verspannungen führen.
4. **Mangel an Mineralstoffen**: Bestimmte Mineralstoffe sind für den Stoffwechsel des Muskels wichtig – Magnesium zum Beispiel. Fehlen sie, kann es auch schneller zu Verspannungen kommen.
5. **Psychische Anspannung**: Ganz erforscht ist es noch nicht, aber scheinbar gibt es einen Zusammenhang zwischen der inneren, psychischen Anspannung und die der Muskeln. Nicht ohne Grund neigen zum Beispiel Menschen mit Depressionen eher zu Nackenverspannungen, aber auch Kopf- und Rückenschmerzen.

So nebenbei

Magnesium, Kalzium und Phosphat. Was haben diese drei Mineralstoffe mit dem Muskel zu tun? Wird die Muskulatur via Nervenimpuls gebeten, sich anspannenderweise etwas zu bewegen, wird dadurch Kalzium freigesetzt. Erst durch eine höhere Konzentration von Kalzium sind die Bedingungen gegeben, dass sich Myosin an das Aktin rantraut. Phosphat ist wichtig, weil es dem Muskel zum Beispiel in Form von Kreatinphosphat Energie zur Verfügung stellt, die er in schlechten Zeiten als Arbeitsgrundlage nehmen kann. Magnesium ist in vielerlei Hinsicht für unseren Körper wichtig. Im Muskel hilft es als Gegenspieler von Kalzium die Kontraktion zu regulieren, es ist sozusagen der Türwächter, der mitbestimmt, wie viel Kalzium reindarf.

Dauerhaft angespannte Muskeln bringen sich zudem selbst „in Not", denn durch die Anspannung werden die feinen Blutgefäße (Kapillare), die Muskeln mit Nährstoffen (unter anderem Mineralstoffen und Sauerstoff) versorgen, zusammengedrückt. Was zusammengepresst ist, in das passt weniger rein – die Durchblutung des Muskels sinkt. Das wiederum kann zu entzündlichen Prozessen führen, durch die Schmerzen ausgelöst werden.

So nebenbei

Schmerz lass nach. Der Muskelschmerz entsteht in der Regel dadurch, dass kleine Schmerzrezeptoren (die sogenannten Nozizeptoren) erregt werden. Das geschieht natürlich nicht ohne Weiteres, die Nozizeptoren reagieren nur dann, wenn bestimmte Dinge in ihrer Umgebung passieren, die sie Gefahr wittern lassen – denn wie bereits schon erwähnt: Schmerz ist ein Warnsignal für uns. Zu den Stoffen, auf die die Schmerzrezeptoren besonders empfindlich reagieren, gehören der pH-Wert und das Adenosintriphosphat (ATP). ATP kommt in allen Zellen vor, im Muskel ohnehin, da er es dringend benötigt. Geht nun also Muskelgewebe unter, wird ATP freigesetzt und überschüttet die Schmerzrezeptoren, die darauf, wie oben beschrieben, reagieren. Ein pH-Wert, der in den Keller gerutscht- also „sauer"- ist, reizt die muskeleigenen Alarmglocken ebenfalls. Eigentlich herrscht ein sehr ausgewogenes pH-Verhältnis, das aber durch eine länger andauernde Minderdurchblutung, immer wiederkehrende Verspannungen des Muskels oder eintönige Fehlhaltungen gefährdet ist. Dieser ganze Mechanismus kann auf der Datenautobahn – dem Rückenmark –, auf der es sozusagen wie beim Staffellauf zu einer Weitergabe der Info: „Schmerz!" an die nächsten Nervenzellen kommt, dazu führen, dass die neuen Staffelläufer für alle Fälle in Dauerbereitschaft bleiben – sie werden „sensibilisiert" und reagieren schneller und vermutlich auch etwas „über", wenn es um Impulse aus dem Umland geht. Das birgt die Gefahr, dass die Schmerzen rascher in einen chronischen – also dauerhaften – Zustand übergehen.

16.2 Wie zeigen sich Muskelverspannungen?

Muskelverspannungen und die dadurch bedingten Schmerzen sind gar nicht so einfach zu beschreiben, wie man das im ersten Moment meinen könnte. Das liegt daran, dass wir so ziemlich überall Muskeln haben, selbst an unseren inneren Organen. Die genaue Unterscheidung, wo es dann gerade zieht – am Muskel, am Organ, am Gelenk, dem Knochen oder vielleicht doch eher auf der Haut –, ist gar nicht so leicht.

Es gibt einige Merkmale (um das Beispiel Muskel vs. Haut aufzugreifen), die darauf hindeuten, ob es sich eher um einen Muskelschmerz, denn um einen Schmerzreiz auf der Haut handelt. Der Muskelschmerz ist meist eher diffus (also nicht klar zu beschreiben) und nicht so recht auf einen Punkt festzumachen, während das beim Schmerz der Haut schon eher geht. Außerdem wird der Schmerz am Muskel eher als reißend, drückend oder krampfend beschrieben, während er auf der Haut meistens stechend, brennend oder drückend ist.

Außerdem gibt es sog. „myofasziale Triggerpunkte". Dabei handelt es sich um Muskelpunkte, die man auch in der Regel als Verhärtung spüren kann und die durch Druck und Bewegung Schmerzen auslösen. Allerdings – und das ist bei Muskelschmerzen ein genereller Stolperstein – heißt Verspannung und Schmerz an einer bestimmten Stelle nicht, dass sie oder er dort auch entstanden ist. Denn ein möglicher Auslöser von Muskelverspannungen (jetzt wird es kompliziert) sind Schmerzen in einem anderen Muskel. Nur ein Beispiel: Schmerzen im Popeye-Oberarmmuskel (dem „Bizeps") können mit Verspannungen des großen Rückenspanners (Musculus trapezius) zusammenhängen. Das heißt also:

Muskelschmerzen können sich von anderen verspannten Muskelbereichen auf weiter entfernte Muskeln übertragen.

So nebenbei …

Schmerzen überall. Das Fibromyalgie-Syndrom ist noch nicht so lange bekannt und erforscht, daher sind die Entstehungsmechanismen noch nicht ausreichend geklärt. Die Betroffenen klagen über Schmerzen, die sich überall im Körper – vor allem an den Muskeln – befinden. Man geht davon aus, dass die Laufbereitschaft der Staffelläufer im Rückenmark und damit die Sensibilisierung für „Schmerz" hier besonders hoch ist. Ein anderer Erklärungsansatz lautet, dass es eine handfeste Störung in dem System geben muss, in dem die regulierenden „Schranken" für Schmerz bedient werden. Die Schmerzhemmung scheint nicht mehr einwandfrei zu funktionieren, die Schranke ist sozusagen immer oben und lässt Schmerzreize passieren. Für diesen Ansatz würde sprechen, dass bei vielen Menschen, die unter Fibromyalgie leiden, selbst das hochpotente Schmerzmittel Morphin nicht hilft.

16.3   Der Wegweiser …

Zunächst einmal ist die Frage: Woher könnten die Verspannungen und die damit verbundenen Schmerzen kommen? Liegt es an einer falschen und festgefahrenen Arbeitshaltung? Oder wurde mit dem Sport übertrieben? Zieht man vor lauter Stress immer die Schultern nach oben oder den Kopf zwischen die Schultern, wie man es sehen möchte? Verspannungen zeigen meistens an, dass in der einen oder anderen Weise etwas „zu viel" war – zu viel Arbeit ohne Bewegung, zu viel Sport, zu viel Stress. Daher ist es wichtig auszuloten, woran die eigene Verspannung liegen könnte, um dann mit geeigneten Mitteln gegenzusteuern:

– **Bewegung**: Ist die Ursache eine zum Beispiel arbeitsbedingte Fehlhaltung, dann ist es sinnreich, diese Haltung zum einen zu korrigieren. Eine Möglichkeit ist es, im Stehen zu arbeiten, wenn der Vorgesetzte die Mittel zur Verfügung stellt, oder – wenn man selbstständig ist – man schafft sich für Zuhause ein Stehpult an. Zum anderen kann es helfen, sich eine feste Zeit zu setzen (zum Beispiel eine halbe Stunde), nach der man immer wieder aufsteht und sich die Beine vertritt – und sei es durch den Gang zu Toilette oder zur Kaffeemaschine. Eine weitere Möglichkeit stellt ein mit

Luft gefülltes Sitzkissen dar (das man in Sanitärhäusern meist recht günstig erstehen kann). Dadurch, dass man ein wenig wie auf einem Ballon sitzt, sitzt man nie statisch fest, sondern versucht den unsicheren Sitzboden unbewusst mit Bewegungen auszugleichen – dadurch wird die Wirbelsäule und die sie bewegenden Muskeln auf Trapp gehalten. Generell ist nach einem langen Sitztag Bewegung in einem gewissen Rahmen gut und sinnreich – sei es durch Walken, Joggen, Schwimmen, Radfahren. Nicht nur die Muskulatur profitiert davon, sondern auch der Stoffwechsle und das Herz-Kreislauf-System.

– **Massage**: Warum genau hilft so eine Massage bei Muskelverspannungen? Oft genug hat man das Bedürfnis, jemand anderes möge mal „hier" und mal „dort" fest reindrücken. Durch eine Massage wird das verspannte Gewebe mobilisiert, die Gefäße haben wieder mehr Platz und können vernünftig für die Versorgung des Muskels sorgen.

– **Wärme**: Ob Wärmepflaster, durchblutungsfördernde Salben, Körnerkissen oder Wärmflasche – alle haben eine ähnliche Wirkung wie die Massage, in erster Linie eine durchblutungsfördernd.

– **Arnika**: Arnika ist eine alte Heilpflanze, die es auch in Salbenform gibt. Sie kommt bei vielen kleineren Verletzungen zum Einsatz und hat – für die Muskelverspannung relevant – auch entzündungshemmende Eigenschaften.

– **Magnesium**: Da wir Magnesium nur in einem gewissen Umfang aus der Nahrung aufnehmen können und es eine wichtige Rolle bei der Muskelverspannung spielt (s. o.), kann es durchaus für eine gewisse Zeit bzw. bei Muskelverspannungen ratsam sein, zusätzlich Magnesiumpräparate einzunehmen.

16.3.1 Who cares

Wie immer ist der Hausarzt ein möglicher Ansprechpartner. Der Spezialist, wenn es um Beschwerden geht, die den Bewegungsapparat betreffen, ist allerdings der Orthopäde. Je nach zugrundeliegendem Verdacht kann auch der Neurologe mit einigen Untersuchungen weiterhelfen, den Ursachen auf den Grund zu gehen. Therapeutisch ist dann der Physiotherapeut gefragt, der durch Übungen, Wärmebehandlungen und Massagen helfen kann, die verspannte Muskulatur wieder zu entspannen und das nötige Wissen hat, um über vorbeugende Maßnahmen aufzuklären.

17

Gelenkschmerzen

„An Rheumatismen und an wahre Liebe glaubt man erst, wenn man davon befallen wird".
Marie von Ebner-Eschenbach

> Martina schaut verzweifelt auf den Bildschirm. Es sind noch mindestens zwei Stunden Arbeit und gefühlt 1000 Klicks, bis sie ihr Ziel erreicht hat. Wie soll das funktionieren, wo ihr Handgelenk oder was immer es sein mag, jetzt schon bei jedem Klick schmerzt. Verzweifelt klickt sie sich weiter durch, obwohl sie weiß, dass es dadurch nicht besser wird. Aber die Deadline … Sie muss diese Deadline einhalten, die Arbeit muss pünktlich fertigwerden. Sie schaut verzweifelt von ihrer rechten, pochenden Hand zum Bildschirm und beschließt, eine Pause einzulegen – vielleicht geht es danach besser. Bevor sie aufsteht, gibt sie noch „Computerarbeit" und „Gelenkschmerzen" in die Suchmaschine ein. „RSI-Syndrom" steht da als einer der ersten Einträge, und „Mausarm" „Mausarm?", schießt es ihr durch den Kopf, „Was soll das denn sein?"

17.1 Wie entstehen Gelenkschmerzen?

Gelenke sind an unserem Körper zahlreich vertreten, denn sie gewährleisten unsere Beweglichkeit. Ohne gelenkige Verbindung keine Achse, um die sich etwas drehen oder knicken kann. Gäbe es keinen Ellenbogen, könnten wir

Ergänzende Information Die elektronische Version dieses Kapitels enthält Zusatzmaterial, das berechtigten Benutzern zur Verfügung steht https://doi.org/10.1007/978-3-662-59296-0_17. Die Videos lassen sich mit Hilfe der SN More Media App abspielen, wenn Sie die gekennzeichneten Abbildungen mit der App scannen.

den Unterarm nicht zum Oberarm hochziehen. Über 200 Gelenke helfen unserem Körper dabei, dynamisch zu sein und zu bleiben – einige verdienen dabei das Echtheitszertifikat, andere nicht.

So nebenbei

Echt und unecht? Ja, echt und unecht. Als unechte Gelenke werden jene bezeichnet, bei denen im Grunde zwei Knochen miteinander über ein Füllmaterial kontinuierlich wie eine Brücke verbunden sind. Das kann zum Beispiel Knorpel- oder Bindegewebe sein. So eine Verbindung bleibt aber recht starr, wirklich viel Bewegungsfreiheit ermöglicht sie nicht. Unechte Gelenke finden sich zum Beispiel an den Stellen, an denen die einzelnen Beckenanteile zusammenhalten oder dort, wo die Rippen am Brustbein ansetzen. Echte Gelenke hingegen sind wesentlich komplexer aufgebaut (Abb. 17.1). Sie bestehen aus einem Gelenkspalt, die Knochenenden sind in der Regel mit Knorpel überzogen, damit sie leichter übereinander gleiten, in der Gelenkkapsel befindet sich Gelenkflüssigkeit. Die Knochen sind also nicht mehr oder weniger direkt über eine Gewebsbrücke verbunden, sondern durch die Gelenkkomponenten. Beispiele für echte Gelenke sind Schuler-, Knie- und Hüftgelenk, in denen wir reichlich Spielraum in Sachen Bewegung haben. Unser Schultergelenk ist eins der beweglichsten im

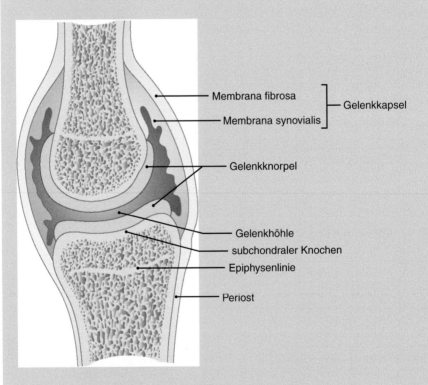

Membrana fibrosa ⎤
                 ⎬ Gelenkkapsel
Membrana synovialis ⎦

Gelenkknorpel

Gelenkhöhle

subchondraler Knochen

Epiphysenlinie

Periost

Abb. 17.1 Aufbau eines echten Gelenks

Körper. Ihren Arm können Sie in sehr viele Richtungen sehr weit bewegen – versuchen Sie das Gleiche mit dem Kniegelenk, gibt es schnell Grenzen. Eine weitere Unterscheidung kann darüber getroffen werden, welche Gelenkart vorliegt:

- Zapfengelenk: Ein Beispiel für diese Gelenkform wäre das Gelenk zwischen Elle und Speiche, das eine Drehung um eine Achse zulässt (Sie können Ihre Hand nach außen und innen drehen).
- Kugelgelenk: Schulter- und Hüftgelenk sind klassische Beispiele für ein Kugelgelenk, bei dem ein runder Gelenkkopf in einer dazu passenden Gelenkpfanne liegt. Durch die Kugelform ist eine Bewegung in alle Richtungen und um sehr viel Grad möglich.
- Scharniergelenk: Das Ellenbogengelenk ist ein klassisches Scharniergelenk, das wie in einem Türrahmen eine Art „Klappbewegung" ausführt.
- Sattelgelenk: Das Sattelgelenk sieht ein wenig so aus, als würden sich zwei Wünschelruten umarmen oder zwei Sättel aufeinanderliegen – je nachdem, wohin die Fantasie einen führt. Klassisches Beispiel für eine solche Gelenkform ist das Daumensattelgelenk.
- Ebenes Gelenk: Hier liegen zwei Gelenkflächen recht parallel zueinander, wie das zwischen den Wirbelkörpern der Fall ist. So ist eine (leichte) Verschiebung nach vorne oder hinten und eine Drehung um die eigene Achse möglich.
- Eigelenk: Diese Gelenkform heißt so, weil das zusammengesetzte Gelenk tatsächlich in seiner Form an ein Ei erinnern: Die eine Gelenkfläche wölbt sich in die Form der anderen. Ein Beispiel für ein Eigelenk ist das Handgelenk.
- Kondylengelenk: Bei diesem Gelenk stehen rein optisch die Gelenkrollen im Vordergrund, über die Drehbewegungen möglich sind – wie das im Kiefergelenk der Fall ist.

Schmerzen in den Gelenken können sehr unterschiedliche Ursachen haben - die meisten haben in der ein oder anderen Weise etwas mit einer Entzündung zu tun. Eine Entzündung wiederum kann durch verschiedene Auslöser getriggert werden, zum Beispiel durch einen schaden am Knorpel und dem Ablösen von kleinen Gewebsteilen in den Gelenkspalt, wie es bei der Arthrose der Fall ist. Eine weitere Grundlage für eine Entzündung ist die Ablagerung von kleinen Kristallen in den Gelenkspalt wie bei der Gicht. Oder – wie im oben beschriebenen Fallbeispiel – die Entzündung liegt gar nicht im Gelenk, sondern in dem ihn umgebenden Strukturen, wie den Sehnenscheiden.

17.2 Wie zeigen sich Gelenkschmerzen?

Gelenkschmerzen (Abb. 17.2) können auf unterschiedliche Erkrankung hindeuten. Zunächst einmal kann es schlicht und ergreifend so sein, dass durch mangelnde (wer rastet, der rostet) bzw. einseitige Bewegung oder zu viel Gewicht die

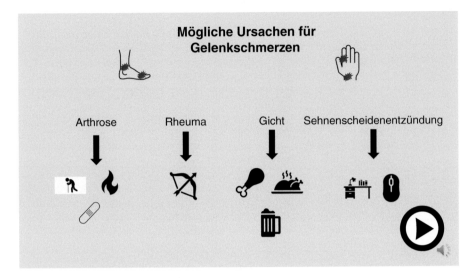

Abb. 17.2 (Video 17.1) Gelenkschmerzen und was sie bedeuten können (▶ https:// doi.org/10.1007/000-211)

Gelenke bzw. Gelenkflächen an bestimmten Stellen überbeansprucht werden. Die Reizung, die dadurch entsteht, führt zu entzündlichen Prozessen und die zu Schmerzen. Gelenkschmerzen können aber auch durch bestimmte krankhafte Veränderungen hervorgerufen werden. Im Folgenden ein paar Beispiel:

Arthrose
Die Arthrose bezeichnet umgangssprachlich die Gelenkalterung und die damit verbundene Gelenkabnutzung. Wobei es mittlerweile Ansätze gibt, in denen davon ausgegangen wird, dass nicht die Abnutzung der Gelenkflächen an sich der Grund für Arthrose ist, sondern es im Vorfeld irgendeine Verletzung oder Entzündung an ihnen gegeben haben muss. Es kommt in jedem Fall zum Abbau von Gelenkknorpel und einer (meist einseitigen) Verengung des Gelenkspalts. Kleine freie Gewebsstücke können sich in der Gelenkflüssigkeit befinden. Eine Arthrose kann, muss aber nicht Schmerzen verursachen. Wenn, dann äußern sich die Schmerzen häufig zu Beginn der Bewegung (Anlaufschmerz) und unter Belastung.

Arthritis
Die Arthritis hat – so ähnlich sie der Arthrose auch klingt – nichts mit „Gelenkverscheiß" zu tun, sondern mit einer handfesten Entzündung in den Gelenken.

Rheuma Diese Entzündung kann durch Bakterien ausgelöst werden oder durch Autoimmunprozesse, bei denen der Körper sich selbst – in dem Fall die Gelenke – angreift, was auch als Rheuma bezeichnet wird (eine weitere Unterform wäre die Gicht, die im Folgenden besprochen wird). Es kommt zur Zerstörung der Knorpelflächen, wodurch irgendwann Knochen auf Knochen reibt. Häufig sind zunächst die Endgelenke der Zehen und Finger betroffen. Klassisch für Rheuma ist auch die morgendliche „Steifigkeit" der Gelenke.

Gicht Die Gicht gehört ebenfalls zu den arthritischen Gelenkbeschwerden. Die Ursache findet sich bei ihr nicht direkt im Gelenk, sondern in Stoffwechselprozesse, um genau zu sein, dem Purinstoffwechsel, die nicht mehr einwandfrei funktionieren. Purin ist wichtig als Baustein in den Nukleinsäuren. Auch über die Nahrung können Purine aufgenommen – manchmal im Übermaß – und als Harnsäure wieder ausgeschieden werden. Zu viele Purine sorgen dafür, dass die Niere irgendwann mit der Ausscheidung nicht mehr nachkommt, es bilden sich Harnsäurekristalle, die sich in Gelenken, aber auch der Niere selbst ablagern können. Klassisch für die Gicht sind plötzliche und starke Schmerzen im Gelenk, das geschwollen, erwärmt und gerötet ist. Häufig ist das Großzehengrundgelenk betroffen, über das dann des nachts nicht einmal eine Bettdecke gelegt werden kann, ohne dass dies als schmerzhaft empfunden wird.

So nebenbei ...

Purin en masse. Purin ist in einigen Lebensmitteln in hoher Konzentration vertreten. Dazu zählen Fische wie Forelle, Hering, Sprotten, aber auch Innereien (Leber, Niere, Kalbsbries) oder Bier. Es kann also durchaus nach einem wilden Fest plötzlich in der Nacht zu schmerzhaften Veränderungen an den Gelenken kommen – sofern man die Veranlagung dafür hat.

Sehnenscheidenentzündung

Die Dame aus dem obigen Fallbeispiel hat sehr wahrscheinlich keine Gelenkerkrankung, sondern eine beginnende Entzündung der Sehnenscheiden. Die Sehnenscheiden sind eine Art Führungsschienen, in denen die Sehnen (also die Verbindungsseile zwischen Knochen und Muskel) an Ort und Stelle (beweglich) gehalten werden. Ein bisschen sorgen Sehnenscheiden wie Kabelbinder dafür, dass die Sehnen – gerade an der Hand, wo es recht viele gibt –

nicht durcheinandergeraten. Werden die Sehnen nun viel und oft beansprucht und gleiten sie immer wieder durch ihre Führungsschiene, kann das zur Reizung und Entzündung und so zu Schmerzen führen.

So nebenbei ...

Mausarm. Ja, den gibt es wirklich, zusammengefasst zählt er zum sog. RSI-Syndrom, das für repetitive-strain-injury (also Verletzung durch wiederholte Beanspruchung") steht. Zu diesem Syndrom zählen all jene Beschwerden, die durch zu viel Büroarbeit am Computer zustande kommen können. Schmerzen in den Fingern, Handgelenken und Ellenbogen, in Nacken, Schulter sowie Rückenbereich gehören ebenso dazu wie das Karpaltunnelsyndrom und eine Sehnenscheidenentzündung.

17.3 Der Wegweiser ...

Zunächst einmal: Wenn die Gelenke sich bemerkbar machen, weil sie fehl- oder überlastet werden, dann sollte man sie dringend entlasten. Adäquate Bewegung und der Wegfall krankmachender Bewegungsmuster sind erste Schritte. Häufig hilft auch die Umstellung der Ernährung, denn tatsächlich gibt es je nach Ursache Lebensmittel, die man meiden sollte und andere, die für die Gelenkgesundheit förderlich sind. Je nach Auslöser können zudem weitere Maßnahmen sinnreich sein.

Arthrose
Einmal abgenutzt ist und bleibt leider abgenutzt. Deswegen wird bei Arthroseschmerzen versucht, vor allem die Schmerzen zu lindern und, sofern vorhanden, die Entzündung runterzufahren. Chirurgisch besteht ein Ansatz darin, den Gelenkspalt zu vergrößern oder kleinere Gewebsstücke zu entfernen bzw. den Knorpel zu glätten, aber häufig bleibt auf kurz oder lang nur das Leben mit der Arthrose oder das Nachdenken über einen Gelenkersatz.

Arthritis
Rheuma
Es gibt etliche Medikamente, die bei Rheuma helfen sollen, die entzündlichen Prozesse, das übermäßige Wachstum der Synovia und die Zerstörung des Knorpels zu bremsen. Cortison ist so ein Medikament, das vor allem entzündungshemmend wirkt, auf kurze wie lange Sicht aber auch einige Neben-

wirkungen mitbringt. Auch nichtsteroidale Antirheumatika wie Ibuprofen wirken entzündungs- und schmerzhemmend.

Gicht

Zunächst ist die richtige (purinarme) Ernährung (s. o.) bei Gicht wichtig. Nichtsteroidale Antirheumatika kommen hier ebenso zum Einsatz wie Medikamente, die den Purinstoffwechsel regulieren helfen.

Sehnenscheidenentzündung

Eine entzündete Sehnenscheide braucht vor allem eins: Ruhe! Keine Bewegung, keine Anstrengung, keine Nutzung. Nun ist das aber an einem Gelenk wie dem Handgelenk, das automatisch oft in Gebrauch ist, recht schwer. Da hilft eine Schiene, die man sich beim Hausarzt verschreiben und im Sanitätsbedarf anpassen lassen kann. Diese Schiene stellt das Gelenk in eine entspannte Ruhestellung und ermöglicht zum Beispiel am Handgelenk, dass trotzdem noch die Finger bewegt und so die Hand in einem gewissen Rahmen weiterbenutzt werden kann.

17.3.1 Who cares

Mit Gelenkschmerzen kann man sich an den Hausarzt oder Orthopäden wenden. Je nach Fragestellung kann auch der Rheumatologe hinzugezogen werden.

18

Wasser in den Beinen

„Lernt das Wasser richtig kennen, und es wird euch stets ein verlässlicher Freund sein".
Sebastian Kneipp

„Wow!" Nadine starrt entgeistert auf das Foto, dass sie gerade von ihrer Kommilitonin erhalten hat. Auf dem Foto ist das Bein von ihr zu sehen oder besser gesagt, das, was davon noch zu erkennen ist, denn der Fußknöchelbereich ist so angeschwollen, dass keine Konturen mehr sichtbar sind. Sie tippt als Antwort: „Und das alles wegen ein paar Kriebelmücken, nicht Dein Ernst!" Kriebelmücken!, denkt sie und schüttelt den Kopf. Gestern ist Nadine mit Lotte, ihrer Freundin, ein paar Runden auf dem Sportplatz gelaufen und als sie sich im Schatten auf der Wiese ausgeruht haben, hatte Lotte immer wieder gegen ihre Füße und Beine geschlagen, weil sie scheinbar irgendetwas gestochen hatte. „Kriebelmücken, überall.", hatte sie dabei geflucht. „Kriebel ..., was?" Nadine wusste überhaupt nicht, worum es ging. „Na Kriebelmücken, die beißen fies, das kann fürchterlich jucken.", antwortete Lotte. Und jetzt, einen Tag und viel Gekratze später, hat Lotte ein Bein, aus dem man eigentlich zwei machen könnte. „Ja, alles nur wegen der verdammten Kriebelmücken." „Tut es denn weh?", fragt Nadine. „Nö, aber es spannt etwas. Ich frage mich nur, was das sein könnte ..."

18.1 Wie kommt das Wasser in die Beine?

Das, was im Fallbeispiel beschrieben wird, hört sich am ehesten nach einem sog. Lymphödem an, also nach einer Schwellung, die dadurch zustande kommt, dass die Flüssigkeit in den Lymphbahnen nicht mehr vernünftig ab-

M. Kahl-Scholz, *Symptome als Wegweiser*, https://doi.org/10.1007/978-3-662-59296-0_18

transportiert werden kann. Häufig finden sich Lymphödeme an Armen oder Beinen und zeichnen sich durch eine schmerzlose Schwellung aus.

So nebenbei

Zwischenstation. Das Lymphsystem setzt sich aus den Lymphgefäßen, Lymphknoten und der Lymphflüssigkeit selber zusammen. Es ist ein System, das quasi das Bindeglied, zwischen Blut und Gewebe(-sflüssigkeit) ist. Lymphe ist sehr eiweißreich und nach dem Genuss einer fettreichen Mahlzeit auch leicht milchig. Sie sorgt dafür, dass einige Nährstoffe überhaupt erst im Blut landen und mancher Erreger in der Polizeistation (also im Lymphknoten).

Das ist ein möglicher Grund für ein geschwollenes Bein bzw. – in dem Fall Lymph- – Wasser in den Beinen. Ein weiterer ist das Versacken von Blut in den Venen. Venen sind im Gegensatz den Arterien recht schlaffe Gesellen. Sie können zwar recht viel Blut transportieren, allerdings nicht mit besonders viel Schmackes. Daher ist es ohnehin schon eine Meisterleistung, dass das Blut aus unseren Beinen den Weg bis nach oben zum Herz schafft. Das funktioniert vor allem aufgrund der sogenannten „Muskelpumpe" – unsere Beinmuskulatur knetet sozusagen die Venen ein bisschen durch und so das Blut weiter. Sitzen oder Stehen wir aber nun lange am Stück, strapaziert das die Beinvenen: Das Blut versackt leichter in den Beinen und belastet die Gefäße. Die Muskelpumpe kann nicht unterstützend den Blutfluss in den Beinvenen vorantreiben. Dadurch kann sich das Blut in den Beinen stauen. Mögliche Folge sind Schwellungen der Beine, vor allem bei jenen Menschen, die eine Veranlagung für schwaches Bindegewebe haben – das gibt einem höheren Druck dann eher nach.

So nebenbei

Leicht oder schwer? Lymphödeme können in drei Stadien unterteilt werden:

- Stadium I: In diesem Stadium kann sich die Wasseransammlung z. B. durch Hochlagerung noch zurückbilden (ist also reversibel) und tastet sich weich.
- Stadium II: In diesem Stadium tastet sich Ödem bereits praller und derber und es kommt zu Veränderungen des umliegenden Gewebes, die sich nicht mehr zurückbilden.
- Stadium III: In diesem Stadium ist das Ödem ausgeprägt, hart geschwollen und es kommt zu bestimmten Hautzeichen wie Bläschen oder Farbveränderungen. Im Endstadium spricht man von einer Elephantiasis („Elephantenmann-Syndrom" – so genannt, weil es zu sehr entstellenden Vergrößerungen von Körperteilen – vor allem der Beine – kommt).

18.2 Wie zeigt sich Wasser in den Beinen?

Im Grunde schlicht und ergreifend durch eine Schwellung. Manchmal können auch Spannungsgefühle oder Druckschmerzen dazukommen, je nachdem, wie ausgeprägt die Schwellung und damit verbundene Flüssigkeitsansammlung im Gewebe ist.

So nebenbei …

Krampfadern. Wird das Gewebe zu oft auf diese Art und Weise beansprucht, können einige Venen endgültig kapitulieren und sich als Krampfadern sichtbar zeigen. Bei Krampfadern handelt es sich um erweiterte, oberflächliche Venen, bei denen die Gefäßwände aus unterschiedlichen Gründen nicht mehr genug Stabilität aufweisen und deswegen auseinandergehen (dilatieren). Auch die Venenklappen funktionieren nicht einwandfrei, was die Belastung der Gefäße verstärkt, weil Blut nicht mehr effektiv in die eine Richtung transportiert wird, sondern „versackt". Faktoren, die das begünstigen können, sind wie oben schon genannt z. B. das ständige Stehen (durch das sich ebenfalls mehr Blut in den Venen staut), hohes Körpergewicht (Adipositas), ungenügend Bewegung und Schwangerschaft. Das Krampfaderleiden (Varikosis) kann „in der Familie liegen", also anlagebedingt sein. In diesem Fall spricht man von einer primären Varikosis. Entsteht eine Varikosis jedoch als Folge von z. B. Thrombosen oder einer generellen Schwäche des tiefen Venensystems, spricht man von einer sekundären Varikosis. Prinzipiell sind Krampfadern sehr häufig, aber nicht zwangsläufig problematisch. Viele Betroffene haben weniger tatsächliche klinische als vielmehr ästhetische Probleme mit den Varizen.

18.3 Der Wegweiser …

„Wasser in den Beinen" verschwindet in der Regel von selbst wieder. Der Körper sorgt Schritt für Schritt dafür, dass es wieder aufgenommen, also resorbiert wird. Gerade in Kombination mit Lungen- oder Herzerkrankungen und anhaltenden dicken Beinen sollte aber immer und rasch der Arzt konsultiert werden.

Bei einem Lymphödem steht im Vordergrund, den Lymphfluss wieder anzuregen, um die Schwellung abzubauen. Natürlich muss aber auch geschaut werden, was die grundlegende Ursache für die Entstehung eines Lymphödems ist. Im vorliegenden Fall ist es sehr wahrscheinlich, dass – sofern sich nicht noch eine handfeste Entzündung in die aufgekratzte Stelle setzt – sich der Stau und damit auch die Schwellung mit der Zeit selbst zurückbilden werden. Konservative Mittel, die dabei unterstützen, sind Lymphdrainage, Kompressionsstrümpfe und Bewegungstherapie.

18.3.1 Who cares

Wie immer: der Hausarzt. Es gibt aber auch einen speziellen Arzt, der sich mit Gefäßerkrankungen, vor allem Erkrankungen der Venen, besonders auskennt: den Phlebologen. Er kann durch spezielle Untersuchungen herausfinden, ob vielleicht eine generelle Venenschwäche vorliegt.

Weiterführende Literatur

Berlit P (2014) Basiswissen Neurologie, 6. Aufl. Springer, Berlin/Heidelberg

Brandes R et al (2019) Physiologie des Menschen. Springer, Berlin/Heidelberg

Bufler P, Groß M, Uhlig HH (2011) Chronische Bauchschmerzen bei Kindern und Jugendlichen. Dtsch Arztebl Int 2011 108(17):295–304. https://doi.org/10.3238/arztebl.2011.0295

Buner W (2016) Vorsicht Durchfall! Dtsch Arztebl 2006 103(20):A-1388

Buselmaier W (2017) Biologie für Mediziner. Springer, Berlin/Heidelberg

Buselmaier W (2016) Der Gen-Kultur-Konflikt. Springer, Berlin/Heidelberg

Diener HC, Holle D, Dresler T, Gaul C (2018) Chronische Kopfschmerzen durch Übergebrauch von Schmerz- und Migränemitteln. Dtsch Arztebl Int 115:365–370. https://doi.org/10.3238/arztebl.2018.0365

Enders G (2017) Darm mit Charme. Ullstein, Berlin

Evers S, Frese A, Marziniak M (2006) Differenzialdiagnose von Kopfschmerzen. Dtsch Arztebl 2006 103(45):A-3040 / B-2641 / C-2537

Friedrich A (2020) Ratgeber Multiple Sklerose. Springer, Berlin/Heidelberg

Gottfried S (2016) Die Hormonkur. VAK, Kirchzarte

Harder H (2005) Meteorismus – Ursachen und gezielte Therapieansätze. Dtsch Arztebl 2005 102(47):A-3264 / B-2758 / C-2579

Heinzl S (2011) Erkältungskrankheiten: Zink lindert und verkürzt Symptome. Dtsch Arztebl 2011 108(14):A-766 / B-629 / C-629

Hoc S (2003) Psychoneuroimmunologie: Stress erhöht Infektanfälligkeit. PP 2, Ausgabe Februar 2003, Seite 83

Hoc S (2005) Unipolare Depressionen: Duloxetin lindert auch somatische Störungen. Dtsch Arztebl 2005 102(46):A-3200 / B-2708

Kämmerer W (2016) Auf der Suche nach dem Wort, das berührt. Springer, Berlin/Heidelberg

© Springer-Verlag GmbH Deutschland, ein Teil von Springer Nature 2021
M. Kahl-Scholz, *Symptome als Wegweiser*, https://doi.org/10.1007/978-3-662-59296-0

Kahl-Scholz M (2018) Mensch! Erstaunliches über den Körper. Springer, Berlin/Heidelberg

Kahl-Scholz M (2019a) Du studierst doch Medizin, sag mal…Dermatologie. Springer, Berlin/Heidelberg

Kahl-Scholz M (2019b) Du studierst doch Medizin, sag mal…Innere Medizin 1. Springer, Berlin/Heidelberg

Kahl-Scholz M (2019c) Du studierst doch Medizin, sag mal…Innere Medizin 2. Springer, Berlin/Heidelberg

Kneifel G (2016) Schlafstörungen: Häufig – und deutlich unterschätzt. Dtsch Arztebl 2016 113(6):A-234/B-199/C-197

Kreuzer PM, Vielsmeier V, Langguth B (2013) Chronischer Tinnitus – eine interdisziplinäre Herausforderung. Dtsch Arztebl Int 2013 110(16):278–284. https://doi.org/10.3238/arztebl.2013.0278

Lankisch PG, Mahlke R, Lübbers H, Lembcke B, Rösch W (2006) Leitsymptom Diarrhö. Dtsch Arztebl 2006 103(5):A-261/B-226/C-221

Leinmüller R (2008) Rückenschmerzen: Der größte Teil ist myofaszial bedingt. Dtsch Arztebl 2008; 105(31–32):A-1657/B-1430/C-1397

Lemoine P et al (2007) Prolonged-release melatonin improves sleep quality and morning alertness in insomnia patients aged 55 years and older and has no withdrawal effects. J Sleep Res 16:372–380

Heinrich PC et al (2014) Löffler, Petrides – Biochemie und Pathobiochemie des Menschen. Springer, Heidelberg/Berlin

Kreis MW, Koch FEv, Jauch KW, Friese K (2009) Abklärung des rechtsseitigen Unterbauchschmerzes. Deutsches Ärzteblatt, cme Kompakt 2009

Lübbert C, Grünewald T, Gottschalk R, Kurth R, Ruf BR (2003) Respiratorische Virusinfektionen: Klinische Differenzialdiagnose. Dtsch Arztebl 2003 100(48):A-3143/B-2615/C-2442

Mancuso K, Hauswirth WW, Li Q, Connor TB, Kuchenbecker JA, Mauck MC, Neitz J, Neitz M (2009) Gene therapy for red-green colour blindness in adult primates. Nature 461(7265):784–787. https://doi.org/10.1038/nature08401. Epub 2009 Sep 16

Markl J et al. (2019) Muskeln und Skelette. In „https://link.springer.com/book/10.1007/978-3-662-58172-8" Purves Biologie pp 1437–1465, Springer Spektrum

May A. (2015) Leitlinien für Diagnostik und Therapie in der Neurologie. Clusterkopfschmerz und trigeminoautonome Kopfschmerzen. AWMF-Registernummer:030/036© DGN 2015

May A (2018) Tipps und Tricks zur Diagnose und Therapie von Kopfschmerzen. Dtsch Arztebl Int 2018 115:299–308. https://doi.org/10.3238/arztebl.2018.0299

Mense S (2008) Muskelschmerz. Mechanismen und klinische Bedeutung. Dtsch Arztebl 2008 105(12):214–219. https://doi.org/10.3238/artzebl.2008.0214

Meyer R (1996) Neue Erkenntnisse der Chronobiologie: Wie Hormone Schlaf und Stoffwechsel regulieren. Dtsch Arztebl 1996 93(18):A-1170/B-997/C-934

Müller C (2015) Wenn Medikamente den Schlaf rauben. Pharmazeutische Zeitung, Ausgabe 50/2015

Müller-Lissner S (2009) Obstipation – Pathophysiologie, Diagnose und Therapie. Dtsch Arztebl Int 2009 106(25):424–431. https://doi.org/10.3238/arztebl.2009.0424

Niedergethmann M, Post S (2006) Differenzialdiagnose des Oberbauchschmerzes. Dtsch Arztebl 2006 103(13):A-862/B-735/C-711

Porst M. et al. (2020) Migräne und Spannungskopfschmerz in Deutschland. Prävalenz und Erkrankungsschwere im Rahmen der Krankheitslast-Studie BURDEN 2020. Journal of Health Monitoring 2020 5(S6). https://doi.org/10.25646/6988. Robert Koch-Institut, Berlin

Reiter R, Hoffmann TK, Pickhard A, Brosch S (2015) Heiserkeit – Ursachen und Therapie. Dtsch Arztebl Int 2015 112:329–337. https://doi.org/10.3238/arztebl.2015.0329

Rose MA (2017) Akute Atemwegsinfektionen: Welche Therapieformen nützen – welche nicht? Dtsch Arztebl 2017; 114(9): [8]; https://doi.org/10.3238/PersPneumo.2017.03.03.02

Schneiderman N et al. (2005) Stress and Health: Psychological, Behavioral, and Biological Determinants. Annual Review of Clinical Psychology. Vol. 1:607–628 (Volume publication date 27 April 2005). First published online as a Review in Advance on November 1, 2004

Schrörs HJ (2003) Jetlag: Syndrom der Zeitverschiebung. Reisemagazin 1/2003, Deutsches Ärzteblatt

Stadie V (2000) Tinnitus: Wenn Gewitter über die Hörnerven huschen. Dtsch Arztebl 2000 97(18):A-1194/B-1024/C-919

Strupp M, Brandt T (2008) Leitsymptom Schwindel, Diagnose und Therapie. Dtsch Arztebl 2008 105(10):173–180. https://doi.org/10.3238/arztebl.2008.0173

Tillmann, BN (2010) Atlas der Anatomie. Springer-Verlag Berlin Heidelberg

Vetter C (2010) Arthrose: Kein altersbedingter Verschleiß. Dtsch Arztebl 2010 107(43):A-2105/B-1830/C-1802

Wade A et al (2007) Efficacy of prolonged release melatonin in insomnia patients aged 55 80 years: quality of sleep and next-day alertness outcomes. Curr Med Res Opin 23:2597–2605

Wade A, Zisapel N, Lemoine P (2008) Prolonged-release melatonin for the treatment of insomnia: targeting quality of sleep and morning alertness. Aging Health 4:11–21

Stichwortverzeichnis

© Springer-Verlag GmbH Deutschland, ein Teil von Springer Nature 2021
M. Kahl-Scholz, *Symptome als Wegweiser*, https://doi.org/10.1007/978-3-662-59296-0

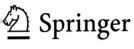
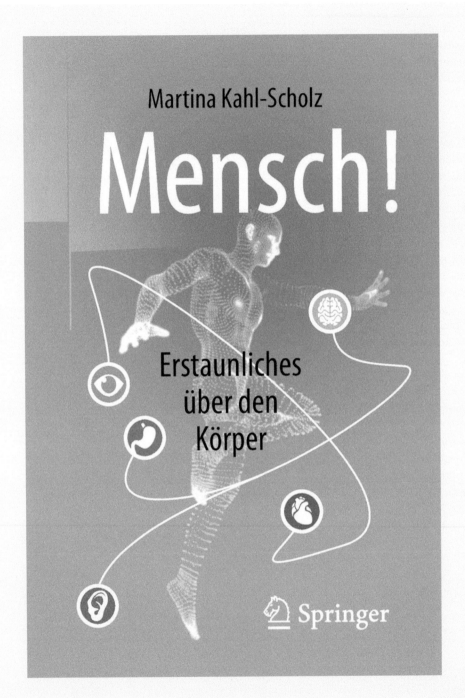

Printed in the United States
by Baker & Taylor Publisher Services